CLINIQUE MÉDICALE

DE L'HOPITAL THERMAL DE PLOMBIÈRES

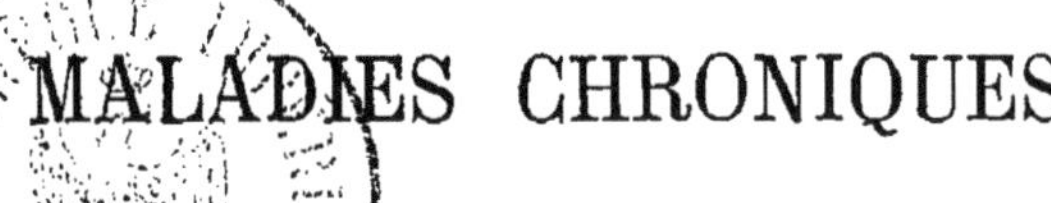

MALADIES CHRONIQUES

DES

VOIES DIGESTIVES

ET DE LEURS ANNEXES

PAR

LE Dr E. VERJON

INSPECTEUR-ADJOINT DES EAUX DE PLOMBIÈRES,

CHEVALIER DE LA LÉGION-D'HONNEUR,

MEMBRE DE LA SOCIÉTÉ D'HYDROLOGIE MÉDICALE DE PARIS, ETC.

PARIS

P. ASSELIN, SUCCESSEUR DE BÉCHET JEUNE ET LABÉ,

LIBRAIRE DE LA FACULTÉ DE MÉDECINE

Place de l'Ecole-de-Médecine.

1869

PRÉFACE

Malgré le nombre considérable de travaux imprimés sur Plombières (1), plusieurs de nos collègues se sont plaints (2) de posséder peu d'observations sur les effets de ces eaux dans le traitement des affections des voies digestives.

Placé, depuis sept ans, à la tête du service de santé militaire de l'hôpital thermal, et chargé pendant ces trois dernières années des salles de femmes, que M. l'Inspecteur des Eaux a bien voulu nous confier, nous avons réuni tous les cas de maladies des voies digestives et de leurs annexes que nous avons observés dans cet établissement.

Plusieurs motifs nous engagent à publier seulement les faits recueillis chez les militaires.

Les baigneurs de l'hôpital civil arrivent souvent sans la moindre note de leur médecin, ou avec un certificat affirmant simplement la nécessité de faire une cure à Plombières ; et, la saison terminée, il est fort rare que nous recevions de leurs nouvelles.

Pour les malades des salles militaires, les choses se passent différemment : chacun apporte une consultation du médecin qui lui a ordonné les bains, et, tous les ans, au mois de mars, les valétudinaires qui ont fait usage des eaux

---

(1) Wenige Bader besitzen eine so grosse literatur wie Plombières ; Heyfelder, Die Heilquellen, etc. Stuttgart, 1841.

(2) Voy. *Gazette des Eaux*, t. VIII, p. 114 et 129 ; Société d'hydrologie médicale de Paris, séances du 10 et du 24 avril 1865, Discussion sur le rôle des eaux de Plombières dans les maladies chroniques de l'estomac.

l'année précédente sont soumis à une visite destinée à enregistrer les effets consécutifs. Ceux-ci nous sont transmis et complètent, pour nous, l'étude des propriétés thérapeutiques de nos sources.

Cette organisation se rapproche, comme on le voit, beaucoup de celle de l'assistance publique aux bains d'Acqui, et, pour en apprécier toute l'importance, il suffit de rappeler l'opinion d'un des hommes les plus compétents dans les questions d'hydrologie : « Le progrès de l'art médical aux eaux minérales se trouve étroitement lié à une bonne organisation de l'assistance publique. Un état de choses qui permettrait de prendre le malade indigent chez lui, ou à l'hospice, de le suivre pendant et après le traitement hydrothermal, rendrait sans contredit de grands services à la pratique médicale » (1).

Patissier, le savant et laborieux rapporteur de la Commission des eaux minérales à l'Académie de médecine, approuvait aussi les sages instructions, émanées du Conseil de santé des armées, sur le service des hôpitaux thermaux militaires, et il remarquait que les médecins de ces hôpitaux sont mieux informés des effets consécutifs que les médecins-inspecteurs (2).

Un autre avantage que les premiers ont généralement sur nous, s'ils veulent faire connaître les résultats de leur pratique thermale, c'est d'offrir ainsi des garanties sérieuses d'une impartialité très désirable en pareille matière : comme nous l'avons montré plus haut, les diagnostics ont été établis par les médecins ordinaires des malades, et ce sont aussi des médecins étrangers aux stations thermales qui constatent l'état de santé de ces mêmes malades, environ six mois après le retour des eaux.

---

(1) J. François, inspecteur général des Mines, *Notice sur l'organisation de l'assistance publique aux bains d'Acqui* (Piémont), Paris, 1857, p. 1.

(2) Rapport lu à l'Académie le 3 novembre 1849, p. 20.

Une dernière circonstance nous rend le traitement des militaires plus facile. Leur saison est d'un mois, c'est-à-dire plus longue de neuf jours que celle des malades civils. Cette durée de la cure nous permet d'user largement des jours de repos, sans être arrêté par la crainte de voir les malades arriver au terme de leur séjour, avant d'avoir pris un nombre suffisant de bains. Assurément, ce nombre n'a rien d'absolu et est soumis à plusieurs circonstances empruntées à l'individu souffrant : toutefois les eaux minérales, comme les autres médicaments ont leur dose minimum en deçà de laquelle il n'y a point d'effets à espérer.

On nous pardonnera ces détails, nous les avons jugés utiles, d'abord pour expliquer notre silence relativement aux malades civils, ensuite pour rendre aux nombreux collaborateurs que nous comptons ainsi, la part qui leur revient, et enfin pour montrer que nous échappons autant qu'il est possible à cette banale accusation, sans cesse formulée contre les médecins hydrologues, de n'enregistrer que les succès, et de ne voir les effets des eaux qu'à travers leurs bésicles (1).

---

(1) Scanzoni, *Traitement de la métrite chronique par les eaux minérales*, extrait et traduit par le Dr Engel, *Revue d'hydrologie médicale française et étrangère*, 1865.

INTRODUCTION

La partie la plus importante, dans l'histoire d'une eau minérale, est celle des contre-indications. Nous allons donc consacrer quelques pages aux malades que nous n'avons pas admis au traitement thermal.

Il semble, au premier abord, que rien ne soit plus naturel que de dire à un pauvre homme qui vient de faire cent ou deux cents lieues pour arriver, exténué, à une source près de laquelle on lui a promis la guérison : « Mon ami, on vous a trompé, nos eaux vous sont contraires; allez-vous-en. » Un pareil arrêt, nous ne craignons pas de le dire, est presque une sentence de mort et peut hâter la fin du malheureux auquel on enlève ainsi brusquement son dernier espoir de salut. Aussi, à l'hôpital, quand nous pensons que l'existence du malade pourra se prolonger au-delà du terme de sa saison, nous n'hésitons pas à l'accepter, croyant obéir ainsi, à un devoir de stricte humanité. Est-il besoin d'ajouter que nous nous arrangeons alors de manière à empêcher tout traitement thermal, ou à le réduire à si peu de chose que ce ne serait vraiment pas la peine d'en tenir compte, si nous ne recherchions avant tout, dans ce travail, la plus rigoureuse exactitude?

Nous avons jusqu'à présent refusé deux malades atteints d'affections des voies digestives.

J..., ouvrier mécanicien (47 ans, tempérament nerveux, Ire Obser
constitution forte), nous remet, le 15 juin 1864, cette consultation : « Atteint depuis plusieurs mois d'une gastralgie extrêmement douloureuse se manifestant par crises, à des

heures différentes de la journée, et irradiant ses douleurs dans toute la poitrine et l'abdomen. Cette affection est accompagnée parfois de vomissements bilieux, assez rarement cependant; et, à deux reprises, il y a six ou huit mois, des vomissements sanguinolents ont eu lieu. Ces derniers symptômes ont d'abord éveillé la croyance à une altération organique de l'estomac, mais il est impossible de découvrir la moindre trace de l'existence de tumeur. Traitements complétement inutiles par tous les stupéfiants, par la ciguë à très haute dose, la quinine, l'iodure potassique, l'arsenic, les bains sulfureux et les vésicatoires. »

La maladie a fait de rapides progrès, et nous sommes obligé d'écrire immédiatement : Affection organique de l'estomac, usage des eaux refusé. Restera dans le service jusqu'à ce qu'il soit en état de supporter le trajet, actuellement impossible, de Plombières à Épinal.

Nous nous gardons bien de faire connaître cette décision au malade et, après vingt-trois jours de repos dans nos salles, après l'avoir habitué peu à peu à l'idée de ne pas prendre les eaux, nous le trouvons enfin en état d'être transporté à Épinal, où le médecin de l'hospice a confirmé notre diagnostic.

IIe Observ. En 1866, nous avons été également inflexible pour un soldat d'infanterie arrivé en cet état : Débilité générale et anémie profonde, consécutives à une entérite chronique contractée au Mexique et compliquée de tympanite avec œdème des jambes, du scrotum et du pénis. Impossibilité d'appliquer le traitement thermal dans de pareilles conditions. Demandé l'évacuation sur l'hôpital d'Épinal (17 août 1866), dès que le voyage pourra s'accomplir sans danger.

Ce malheureux est mort dans sa famille, le 25 octobre de la même année.

Ces deux malades ne nous occuperont pas davantage, puisque, nous le répétons, ils n'ont fait aucun usage des eaux.

Au point de vue clinique, il nous est impossible de ne pas en rapprocher immédiatement l'histoire des malades envers lesquels nous aurions peut-être dû nous montrer aussi sévère.

Nous avons admis (1863), pour éviter une seconde tentative de suicide, M. P..., officier d'infanterie, âgé de 39 ans, atteint de cancer de l'estomac et du pharynx (1), auquel nous avons accordé 3 bains tempérés, très courts, pendant une saison de trente et un jours. Nous ne sommes donc pas étonné que cet officier n'ait éprouvé aucune amélioration des eaux de Plombières, où nous avons failli le perdre. IIIe Obser

Ce malheur nous est arrivé pour R..., également reçu par commisération (33 ans, sergent d'infanterie, tempérament nerveux, constitution bonne). IVe Obser

Certificat d'envoi aux eaux : « Gastralgie depuis six mois; soumis sans succès à différents modes de traitement. »

Billet de l'hôpital d'où le malade était sorti la veille : « Carcinome hépato-pylorique envoyé aux eaux de Plombières par les médecins de l'hôpital de... et pas par moi. »

Diagnostic malheureusement exact : ce sous-officier a succombé (1) dans nos salles. Il ne viendra à l'esprit de personne d'attribuer sa mort aux 3 ou 4 bains, d'un quart d'heure chacun, que nous avons accordés à ses instances.

« Vomissements incoercibles probablement symptomatiques d'une affection cérébrale qui ne s'indique du reste que par de la céphalalgie. Ce malade, en traitement depuis plusieurs mois, Ve Obser

---

(1) « Gastralgie, gêne dans la phonation, qui suivant le Dr Fauvel, et après examen laryngoscopique, serait produite par une dégénérescence des tissus du pharynx et de l'œsophage. Traité sans succès depuis plusieurs années. »

(1) De 1862 à 1868 inclus nous avons perdu quatre malades : trois figurent dans ce travail (observ. IV, LXXIV, LXXVII), le quatrième est un paralytique (hémiplégie, suite d'hémorrhagie cérébrale), arrivé avec une pneumonie double qui l'a rapidement enlevé.

a été dans l'état le plus déplorable; une amélioration notable a été la suite d'une rémission de quelques jours dans les vomissements qui ont reparu avec moins d'intensité. » 1863.

S..., artilleur (30 ans, tempérament lymphatique, constitution affaiblie), souffre depuis le mois de juin 1862.

On a déjà employé chez lui : le sulfate de quinine, les frictions mercurielles sur la tête, mercurielles et belladonées sur le front, l'eau de Seltz, l'eau de chaux, la potion de Rivière, la glace.

A Plombières, 4 bains ou plutôt 4 tentatives de bains, — l'immersion provoquait les vomissements, — et une douche révulsive ne produisent aucun résultat. Les vomissements sont toujours incoercibles, la constipation opiniâtre. Heureusement qu'il n'y a pas eu de nouvelles hématémèses.

Indication de l'effet consécutif des eaux : « S... n'en a retiré aucun soulagement et est rentré, à son retour, à l'hôpital de Vincennes où il a obtenu un congé de convalescence de six mois, n'a pas encore rejoint le corps et me paraît impropre à continuer le service militaire. »

Nous partageons entièrement cette appréciation.

L'usage que M. P..., R... et S... (observ. III, IV, V) ont fait des sources minérales de Plombières ne saurait constituer une saison; mais, puisque nous les avons admis au traitement thermal, nous sommes obligé de les ranger parmi les malades ayant pris les eaux.

VIe Observ. Il n'en est pas de même pour Z... (1), qu'une maladie intercurrente (2), déclarée après 6 bains et 3 douches, avait

(1) Sapeur du génie (33 ans, tempérament lymphatique, constitution bonne). Certificat d'envoi aux eaux : « Engorgement du foie et gastrite chronique. Cette affection a été traitée sans succès par les adoucissants, les antiphlogistiques, le calomel, les laxatifs, les vésicatoires, etc. Il a passé deux ans en Afrique. »

(2) Pleurésie, traitée et guérie par les moyens ordinaires.

forcé d'abandonner le traitement hydro-minéral : c'est, si nous pouvons parler ainsi, un cas de force majeure. Nous avions demandé qu'on nous renvoyât ce malade l'année suivante, nous ignorons par suite de quelles circonstances ce désir n'a pas été exaucé.

Après avoir parlé des contre-indications à l'emploi de nos sources, dirons-nous quelques mots des indications ?

Ici, notre embarras est grand, et nous ne saurions mieux faire que de répéter les paroles de M. Lhéritier à la Société d'hydrologie, au sujet du rôle des eaux de Plombières dans les affections chroniques des voies digestives : « Treize années de pratique à Plombières, dit-il, au milieu d'une clientèle nombreuse et variée, ont fait passer devant moi plus de huit cents maladies de l'estomac et des intestins, avec les formes les plus variées, les complications les plus étendues; dans toutes les catégories, exception faite des cas qui se rapportent aux affections organiques qu'à dessein je laisse de côté ; dans tous les groupes, constitués par la prédominance de tel ou tel élément, nerveux ou inflammatoire, rhumatismal ou herpétique, j'ai eu des succès et des insuccès.

« Ce sont ces résultats, le plus souvent inexplicables, qui m'ont imposé, jusqu'à ce jour, l'obligation d'une grande réserve » (1).

Dans un compte-rendu des travaux de la société (2), M. Durand-Fardel, alors secrétaire général, a justement apprécié la réserve montrée par M. l'Inspecteur des Eaux de Plombières, en disant : « Un pareil aveu, qui fait honneur à la loyauté de notre collègue, a au moins cet avantage de donner à réfléchir à ceux qui établissent si facilement des règles précises sur de pareils sujets. »

---

(1) *Annales de la Société d'hydrologie médicale de Paris*, 1864-1865; t. XI, p. 438.

(2) Même ouvrage, 1865-1866; t. XII, p. 19.

Nous ne pourrions nous appuyer sur des autorités plus sérieuses pour nous excuser de vouloir, nous aussi, attendre et étudier encore avant de formuler nettement les indications des eaux de Plombières dans les maladies chroniques des voies digestives et de leurs annexes.

CHAPITRE PREMIER

Dyspepsies.

Une étude clinique sur le traitement de la dyspepsie devrait commencer par une définition, d'après les observations renfermées dans cette étude même : le lecteur connaîtrait ainsi l'opinion de l'auteur sur la dyspepsie, et il verrait si c'est bien toujours de la même maladie qu'il a été question.

Notre travail ne peut offrir ce caractère d'unité. Nous l'avons déjà dit, les diagnostics ne nous appartiennent pas, et, émanant d'hommes d'âges différents, qui n'ont pas étudié dans les mêmes écoles, ni aux mêmes époques, il est naturel que la réunion, plus ou moins complète, des mêmes symptômes reçoive quelquefois un nom différent, ainsi qu'une dyspepsie d'aujourd'hui soit, pour un disciple de Broussais, une gastrite. Un mémoire lu devant une société savante peut se discuter; mais serait-il bien conforme au sentiment de la dignité professionnelle de prendre tel ou tel diagnostic et de le soumettre à une critique d'autant plus aisée que le médecin qui l'a porté, quelquefois plusieurs mois auparavant, est absent et que nous possédons dans nos notes les documents propres à étayer notre opinion? Enfin, ne serions-nous pas exposé à substituer l'erreur à la vérité, ou à remplacer une erreur par une autre?

« Les affections chroniques de l'estomac sont un des points les plus embrouillés de la pathologie, au point de vue du diagnostic et de leur traitement; souvent en effet elles se confondent entre elles, et avec celles d'organes plus ou moins éloignés; leurs caractères différentiels sont loin d'être aussi tranchés au lit du malade que dans les livres (1). »

Nous présentons des malades déclarés dyspeptiques par nos confrères, et auxquels nous avons eu mission d'administrer les eaux: nous n'avons

(1) Patissier, *Revue médicale*, 1858, t. I, p. 514, *Note sur les Dyspepsies et sur leur traitement au moyen des Eaux minérales naturelles.*

pas à examiner si le mot dyspepsie doit être conservé, ou rayé du vocabulaire médical, si la dyspepsie est une maladie ou un symptôme commun à un grand nombre de maladies, nous n'avons pas besoin de passer en revue les différentes formes de dyspepsie décrites par les auteurs, acceptant celle-ci, rejetant celle-là. Nous ne faisons pas de la pathologie, mais de la clinique, clinique limitée, si nous pouvons nous exprimer ainsi, notre autorité se bornant à renvoyer les malades auxquels nous croyons les eaux nuisibles, sans nous permettre d'aller chercher au dehors les types qui nous manquent.

On aurait tort de voir dans le plan que nous avons adopté une modestie exagérée de notre part. Il ne nous empêchera pas de dire notre avis librement, à l'occasion, et il nous a paru mieux remplir le but que nous nous proposons, c'est à dire montrer aux médecins étrangers à la pratique thermale les malades que nous soignons, et les résultats obtenus. Nos confrères verront ainsi par eux-mêmes les circonstances dans lesquelles leurs clients, riches ou pauvres, auront lieu d'espérer près de nos sources, sinon la guérison, du moins un allégement à leurs maux.

Toutefois, on ne saurait trop le répéter aux

valétudinaires, « la guérison des maladies chroniques est dominée tout entière par l'hygiène. » Dans le traitement des affections des voies digestives principalement, l'hygiène alimentaire occupe le premier rang (1). Nous nous appuierons encore sur l'autorité d'un des hommes les plus versés dans l'étude des eaux minérales (2), Patissier, pour montrer toute l'importance du régime: « Dans nos thermes, on se prévaut trop de l'efficacité de la médication, et pas assez des moyens nécessaires à la seconder. On y mange généralement trop; les tables d'hôte sont la contradiction permanente des prescriptions de la médecine thermale; le cuisinier fait trop souvent oublier le médecin; c'est le cas de répéter le mot de cet ancien : *plures gula quam gladius occidit.* »

Les malades dont il sera question dans ce chapitre sont au nombre de trente et un. Nous examinerons d'abord ceux (observations VII à XVI) chez lesquels la dyspepsie était liée à une névrose, depuis la plus simple jusqu'à la plus complexe.

---

(1) Voy. Jolly, *Dict. de méd. et de chir. prat.*, t. IX, p. 57. Paris, 1833; et Chomel, *Des Dyspepsies*, Paris, 1857, p. 164.

(2) Rapport fait à l'Académie de médecine au nom de la Commission des Eaux minérales, le 12 novembre 1853, p. 199.

Six autres malades (observations XVII à XXII), à la fois névropathiques et anémiques, nous conduiront à l'étude de la dyspepsie, accompagnée d'anémie (observations XXIII à XXVIII).

Enfin, fidèle à la loi que nous nous sommes imposée, d'exposer tous les cas de maladies du tube digestif et de ses annexes, observés dans les salles militaires, nous placerons à la suite des exemples de dyspepsies sans rapport les unes avec les autres. Nous ne manquerons jamais de relater, à propos de chaque malade, son certificat d'envoi aux eaux.

§ I. — *Dyspepsies chez les névropathiques.*

VIIe Observation.

« Névropathie ancienne, caractérisée par de la dyspepsie avec gonflement intermittent de l'épigastre et faiblesse générale. Après avoir eu recours sans succès aux moyens ordinaires de traitement, M. R... (1) a fait, en 1865, usage des eaux thermales de Plombières, qui ont produit une amélioration notable dans l'état général de la santé. »

Celle-ci avait résisté aux rudes labeurs du siége de Sébastopol, et fut troublée pour la première

(1) Officier d'infanterie, 37 ans, tempérament lymphatico-nerveux, constitution bonne.

fois, pendant l'hiver de 1859-1860, par une « dartre farineuse, » située à la partie interne des cuisses, aux bourses et à l'anus. Six mois après, cette pénible maladie, ou plutôt cette première manifestation d'une affection générale, avait disparu, et ne revint pas. Bonne santé jusqu'au mois de décembre 1861 : à cette époque, névralgie de la vessie, névralgie lombo-abdominale, douleurs erratiques de même nature dans tout le corps, y compris l'estomac.

En 1862, une saison à Vichy, sans résultat (dyspepsie, avec céphalalgie, et névralgie vésicale.)

M. R... a traîné ensuite, tant bien que mal, jusqu'au mois de janvier 1864, où il a éprouvé des vertiges avant les repas, rarement après, avec digestions très lentes, gonflement à l'épigastre, étourdissements. L'appétit a diminué, le sommeil est devenu plus difficile, agité par des rêves tristes et des cauchemars : les forces ont baissé, et le malade accuse des palpitations aussitôt qu'il veut marcher vite. La sensibilité est normale ; pas d'anémie. M. R... nous est arrivé dans cet état, le 15 mai 1865 : la langue est bonne, il n'y a jamais eu de vomissements.

Dix-huit bains, sept douches Tivoli, six douches écossaises et dix douches périnéales ont été facilement supportés ; nous avons vu plus haut que les effets satifaisants de cette première cure avaient persisté.

Les choses ne se sont pas aussi bien passées en 1866. Le malade s'est plaint, sans cesse et partout, de douleurs névralgiques ; il prétendait ne pas pouvoir se soutenir sur ses jambes, et on le rencontrait loin de la ville. Il assurait ne pas manger, alors que ses camarades le déclaraient boulimique, etc.

Il est sorti avec la mention : état stationnaire, après une amélioration marquée, mais de courte duree.

Effets consécutifs : « amélioration légère confirmée. »

Si nous revendiquons, en faveur de nos sources, l'amélioration notable constatée à la suite de la première cure, nous abandonnons volontiers toute prétention sur la seconde, pendant laquelle nous avons eu souvent recours à des moyens étrangers à la thérapeutique thermale. Et remarquons ceci dans l'observation précédente :

Première saison, pas de médecine adjuvante, résultat satisfaisant.

Seconde saison : vésicatoires morphinés, baume

tranquille, eau de laurier-cerise, digitale, opium, tisanes. Résultat médiocre.

N'est-ce pas le lieu de répéter avec Opoix (1) : « Les eaux minérales sont un remède que la nature nous donne tout préparé ; il ne s'agit, de notre part, que d'en faire les applications convenables, et surtout de ne pas contrarier ses effets en cumulant d'autres remèdes avec lui. »

Dans le premier rapport que nous avons eu l'honneur d'adresser à l'Académie de médecine, sur les eaux de Plombières (2), nous avons blâmé, d'une manière générale, l'association d'autres médicaments aux eaux minérales ; nous sommes convaincu que c'est à la *médecine adjuvante*, comme on l'appelle trop modestement, que les sources faiblement minéralisées doivent, en partie, le discrédit où elles sont tombées auprès de quelques médecins.

Un membre distingué de l'Académie, M. Guérard, dans plusieurs rapports, au nom de la Commission des eaux minérales, est venu appor-

---

(1) *Minéralogie de Provins et de ses environs*. Paris, 1803 ; t. II, p. 178.

(2) Voy. Bouchardat, *Rapport à l'Académie sur le service des eaux minérales pendant l'année* 1862. Paris, J.-B. Baillière, 1865, p. 39.

ter un nouvel appui aux idées que nous avons retirées, à ce sujet, de la lecture de Patissier (1).

Tout en professant le respect le plus complet pour la liberté, qui appartient à chaque médecin, de traiter ses malades comme il l'entend, nous n'admettrons jamais qu'on ait le droit d'attribuer à Plombières, à Vichy ou à toute autre source, le bénéfice de guérisons obtenues chez des malades qui ont employé simultanément, pendant leur cure, les poudres antigastralgiques, la pepsine, la liqueur de Baumé, l'arsenic, etc. Valleix l'a dit à peu près dans ces termes : en associant un médicament à d'autres médicaments qui ont leur activité propre, on rend impossible l'appréciation des effets du premier (2).

Nous donnons quelquefois de l'iodure de fer, par exemple, à nos malades de l'hôpital civil, parce que nous n'avons pas la possibilité de les diriger sur des sources plus appropriées à leur état. A notre avis, les eaux de Plombières, *intùs et extra*, une bonne nourriture, le repos pendant

---

(1) Rapport lu à l'Académie le 14 août 1841, p. 11 ; voy. aussi *Annales de la société d'hydrologie médicale de Paris*, t. IV, p. 51 ; G. Peyraud, *Considérations pratiques sur les eaux de Plombières*, Lyon, 1842, p. 16 ; et J. Laffore, *Notice sur l'établissement des Eaux-Chaudes*, Pau, 1849, p. 55.

(2) *Guide du médecin praticien*, 3e édit. (1853), t. II, p. 652.

vingt et un jours, sont infiniment préférables, pour la santé de ces malades, au renvoi chez eux, où les attendent un travail pénible, souvent de dures privations, et pas de médicaments. Alors, nous ne nous le dissimulons pas, ce n'est plus la véritable médecine des eaux, c'est la médecine de nécessité.

Terminons ce qui a trait à M. R... par une dernière réflexion. Nous avons écrit qu'il avait fait, sans succès, une cure à Vichy. Loin de nous la pensée de chercher à établir la prééminence de Plombières sur cette célèbre station, mais il ne nous est pas possible, lorsque nous énumérons les moyens de traitement déjà employés, de passer sous silence une médication aussi puissante que les eaux de Vichy.

Dans un travail analogue au nôtre, sur ces sources, on trouverait pareillement des malades auxquels Plombières n'a pas réussi.

Une œuvre, vraiment utile, serait la recherche et l'indication des circonstances où l'une de ces stations doit être préférée à l'autre. Cette étude, ébauchée par Patissier (1) en 1839, reprise par

---

(1) *Nouvelles recherches sur l'action thérapeutique des eaux minérales.* Paris, J.-B. Baillière, p. 27.

M. Durand-Fardel (1) en 1857, est malheureusement au-dessus de nos forces. Pour se convaincre des difficultés qu'elle présente, il suffit de rappeler ce passage de Beau (2) : « On a voulu tirer de la forme symptomatique de la dyspepsie l'indication de l'espèce d'eau que l'on doit administrer ; ainsi, par exemple, on est à peu près convenu de diriger sur Vichy les dyspepsies indolentes et d'envoyer à Plombières les dyspepsies gastralgiques. Mais que de mécomptes encore dans cette répartition ! L'action favorable ou nuisible d'une eau minérale résulte beaucoup moins de la nature de la maladie que de la nature particulière et inconnue du malade, à qui, sans qu'on sache pourquoi, telle eau est favorable et telle autre eau est nuisible. »

VIIIe Observation.

« Maladie nerveuse se manifestant tantôt par des dyspepsies, tantôt par des névralgies du col de la vessie et de l'anus. Cette affection, qui a résisté à tous les moyens de traitement, a entraîné un amaigrissement considérable et une grande faiblesse générale. »

Chez M. S... officier du Génie, (28 ans, tempé-

(1) *Traité thérapeutique des eaux minérales*. Paris, Germer-Baillière, p. 548.

(2) *Traité de la dyspepsie*. Paris, Asselin, 1866, p. 226.

rament nerveux, constitution forte) la maladie a commencé (1863) par des palpitations; en même temps, urines extrêmement abondantes, troubles, floconneuses. Le goudron a enlevé tout cela, mais l'année dernière (1864), à la suite d'un refroidissement, envies continuelles d'uriner; quelques gouttes seulement d'urine et un peu de sang étaient expulsés à chaque miction, avec de grandes souffrances. Douleurs névralgiques ambulantes dans tout le corps, bras, épaules, poignets, anus, mais ayant pour siége de prédilection l'estomac. Lorsqu'elles se portent sur cet organe, elles déterminent une grande somnolence, de la céphalagie, un engourdissement général, de la pneumatose, et une lenteur douloureuse de la digestion.

On a employé tour à tour : eau de goudron, bains salés, injections dans la vessie avec huile camphrée et belladonée, pommade à l'extrait de belladone, magnésie, sous-nitrate de bismuth.

Etat du malade à son arrivée à l'hopital thermal : urines troubles, très-abondantes; névralgie générale; langue bonne; appétit excessif, digestions très-pénibles, accompagnées de céphalalgie gravative.

Traitement thermal :

Bains. 23
Douches en couronne. 3
Douches écossaises 17
Verres d'eau de la source des Dames. 37

Phénomène survenu pendant la cure : légère excitation générale à la fin du traitement.

Etat du malade à sa sortie de l'hôpital thermal : Urines claires, en quantité normale. Les anciennes douleurs névralgiques ont reparu. Appétit bon, digestions faciles. Le sommeil devenu excellent, jusque vers le 22e jour de traitement, est maintenant agité, et il y a de la surexcitation la nuit. Moins de maigreur. Forces générales revenues. Travail intellectuel facile. Amélioration notable.

Effets consécutifs : « L'amélioration s'est confirmée. Les troubles locaux du côté de l'appareil urinaire se sont amendés d'une manière notable : les urines sont peu et souvent point troubles ; le sédiment qu'elles déposent a beaucoup diminué. L'appétit est normal et les digestions faciles.

Etat général relativement excellent. »

Cet officier habite toujours l'Algérie.

IXe Observation.

M. V... âgé de 31 ans, officier d'administration (tempérament nervoso-sanguin, constitution forte) est atteint depuis dix huit mois d'une « Dyspepsie rebelle aux traitements par les toniques, les amers et les ferrugineux, et se liant à un état nerveux général. »

15 juin 1865. M. V... attribue sa maladie à l'obligation où il était de travailler immédiatement après les repas, ce qui lui occasionnait des envies de vomir et même des vomissements. Le vin de quinquina, à la fin de chaque repas, rendit la digestion plus facile, mais des aigreurs remplacèrent les vomissements et elles durent encore. Douleur permanente, augmentant avec la pression, au creux épigastrique. Céphalalgie congestive fréquente. Pas de points névralgiques. Fonctions d'exonération normales. Forces conservées.

15 juillet. Les premiers bains avaient amené des palpitations, qui ont cessé spontanément, et augmenté la congestion vers la tête, congestion presque entièrement disparue. Il y a encore quelques rares renvois, trois ou quatre heures

après les repas, mais il n'existe plus aucune douleur à l'estomac.

Avant de commencer la cure, M. V... a gardé le repos pendant trois jours, puis il a pris six bains tempérés dont la durée a été portée graduellement d'une demi-heure à une heure et demie : après cette première série de bains, nouveau repos de deux jours. L'eau minérale a été prescrite à l'intérieur pendant la seconde moitié de la saison, ainsi remplie :

Bains	21
Douche Tivoli.	1
Douches en couronne.	12
Douches écossaises.	3
Eau de la source des Dames. . .	30 verres.

Effets consécutifs : « Rétablissement complet des fonctions digestives, et disparition des troubles nerveux. »

Xe Observation.

« Dyspepsie et douleurs névralgiques, suite de fièvres intermittentes contractées en Algérie. » 1866.

H. sous-officier d'infanterie (25 ans, tempérament nerveux, constitution bonne.)

Le premier accès de fièvre intermittente a eu

lieu à la Calle, en janvier 1864. Malgré l'usage du sulfate de quinine, du vin de quinquina, de la tisane de valériane, du sirop de morphine, de l'eau de laurier cerise et des douches froides, le malade n'est jamais resté plus d'un mois sans éprouver d'accès.

Il ne souffre de l'estomac que depuis trois mois environ, il n'a pas de diarrhée quoiqu'il ait beaucoup maigri ; son appétit est bon, mais il éprouve une pesanteur considérable à l'épigastre après les repas. Anesthésie étendue à une grande partie du corps. Malade très facile à émotionner, souvent pris d'un tremblement général, en un mot névropathique.

Nous lui faisons administrer 17 bains, 9 douches en couronne, 11 douches écossaises et lorsqu'il part, l'anesthésie a disparu, il y a plus de forces et l'impressionnabilité est moins vive.

Effets consécutifs : « amélioration ».

H. revient en 1867, il a toujours fait son service depuis qu'il nous a quitté. La forme de la dyspepsie a changé, elle n'est plus flatulente, mais pituiteuse et il y a des envies de vomir accompagnées de gorgées d'eau insipide qui remontent de l'estomac à la bouche. Névralgie intercostale.

Traitement thermal (pendant un séjour de deux mois) :

Bains. 34

Douches Tivoli. 16

Douches écossaisses. 9

Eau des Dames, refroidie, mêlée au vin des repas, pendant les quinze premiers jours de la cure.

Effet immédiat, amélioration notable.

Effet consécutif, « Amélioration très-sensible. »

XIe Observation.

« Dyspepsie flatulente qui a notablement altéré la constitution, état qui a été sensiblement amélioré par les eaux alcalines artificielles, mais qui nécessite encore un traitement thermal. »

B..., soldat d'infanterie de marine (22 ans, tempérament lymphatique, constitution moyenne), fait remonter le début de l'affection à deux ans et demi, époque où il a reçu une ruade d'un cheval méchant. Depuis cet accident, il a toujours souffert de la région épigastrique, très douloureuse à la palpation. Cependant, le gonflement n'a lieu que depuis qu'il est au service (octobre 1865) ; le ceinturon surtout le gêne. L'appétit est régulier, la langue naturelle ; les digestions capricieuses, sont tantôt bonnes, tantôt accompagnées de gonflement et très lentes. Sentiment de brûlure à l'estomac, constipation ; quelquefois des douleurs dans les épaules, névralgie intercostale.

Traitements antérieurs : ventouses sèches et scarifiées, douches froides, eaux alcalines artificielles.

Incident du traitement thermal : le second bain russe a donné des palpitations que le repos seul n'a pu calmer. Poudre de digitale, 10 centigrammes pendant deux jours.

15 juin 1866, départ. Sauf la constipation, qui a notablement diminué, le résultat immédiat de la cure est nul.

Traitement thermal :

Bains.	8
Douches Tivoli.	12
Douches écossaises. . . .	3
Douches ascendantes. .	4
Bains russes.	4

Eau savonneuse aux repas.

Effets consécutifs : « Situation très satisfaisante. »

Est-ce la guérison ?

Nous trouverons la même annotation pour le

malade suivant, qui, sous l'influence des eaux, a ressenti des douleurs névralgiques dans le membre thoracique gauche, où il n'en avait jamais éprouvé. Elles ont passé toutes seules, sans que nous ayons eu besoin de suspendre le traitement thermal.

XIIe Observation.

« Dyspepsie, suite de gastralgie, qui a nécessité un long traitement par les eaux thermales de Vichy, les purgatifs salins, les calmants spéciaux et le quinquina. Cette affection a entraîné des troubles de la nutrition et ne peut être modifiée que par l'usage des eaux minérales alcalines. »

En 1857, les digestions sont devenues pénibles chez M. M..., officier de la garde (51 ans, tempérament bilieux, constitution forte). Quelque temps après, il s'y est joint, tous les mois, des coliques violentes avec diarrhée, durant de vingt-quatre heures à deux jours. Pendant la campagne d'Italie, cet officier a eu une véritable entérite glaireuse, qui l'a obligé à entrer plusieurs fois dans les hôpitaux.

État du malade à son arrivée à Plombières (1862) : gonflement à l'épigastre après les repas; sensibilité à la pression de la région épigastrique; pas de point douloureux névralgique. Gargouillement dans l'abdomen tous les matins, et parfois envies de vomir. Alternatives de constipation et de diarrhée. Le froid et surtout le froid aux pieds amène infailliblement celle-ci.

Traitement thermal :

Bains.	21
Douches Tivoli. . .	4
Douches écossaises.	11

Eau savonneuse aux repas.

Incidents de la cure : le onzième jour, douleur névralgique dans le bras gauche, disparue le treizième jour et portée sur les intestins; en même temps, quelques fourmillements dans les doigts. Tout cela avait cessé au bout de cinq jours.

État du malade à sa sortie de l'hôpital thermal : plus de sensibilité ni de gonflement à l'épigastre, même après les repas; pas une seule envie de vomir pendant le séjour à Plombières; plus de gargouillement dans l'abdomen le matin, mais quelquefois encore la nuit. Selles régulières.

Effets consécutifs : « l'amélioration signalée après le traitement à l'hôpital thermal de Plombières s'est bien maintenue. Lorsque cet officier a quitté le régiment (janvier 1863), son état de santé était satisfaisant. »

XIIIe Observation.

« Dyspepsie gastralgique. Cette affection a nécessité une entrée à l'hôpital du Val-de-Grâce en 1858, l'envoi aux eaux d'Uriage en 1860, à celles d'Amélie en 1861, et une admission à l'hôpital de Metz en 1862, où l'on fit usage pour la combattre des ressources hydrothérapiques dont dispose cet établissement. L'emploi de ces derniers moyens, continués depuis la sortie de l'hôpital de Metz, et un genre de vie plus approprié, que cet officier n'a point cessé de suivre depuis plusieurs années, ont amené une amélioration sensible. Cependant, sa santé laisse encore beaucoup à désirer et elle pourrait complétement se rétablir après une saison à Plombières. »

Date de l'invasion, 1855.

Traitements antérieurs : petite centaurée, vin de quinquina, hydrothérapie, eaux d'Uriage et d'Amélie-les-Bains.

État de M. P,.., officier de cavalerie (38 ans, tempérament bilioso-nerveux, constitution forte), à son entrée à l'hôpital thermal : appétit bon, langue bonne. Douleurs à l'épigastre avant et après les repas. Ceux-ci sont suivis de renvois ayant le goût des aliments, quelquefois même de véritables régurgitations, avec imminence de vomissement. Deux heures après les repas, coliques vives; tantôt de la constipation, tantôt de la diarrhée. A la pression, la région épigastrique est douloureuse. Il y a des douleurs névralgiques dans tout le tronc.

Traitement thermal :

Bains.	24
Douches en couronne.	5
Douches écossaises.	5
Douches ascendantes.	7
Verres d'eau de la source des Dames.	27

et eau savonneuse aux repas.

État du malade à sa sortie de l'hôpital thermal : les renvois, très rares, n'ont plus le goût des aliments, sont insipides; les digestions passent inaperçues; la région épigastrique a cessé d'être douloureuse à la pression, mais les autres douleurs névralgiques persistent. La douche ascendante a rendu les selles régulières.

Le malade est un peu fatigué par la cure, à la fin de laquelle il y a eu de l'insomnie et quelques maux de tête ; néanmoins l'amélioration est certaine.

Combien de temps a-t-elle duré ? Nous n'avons aucun renseignement à cet égard. L'insuccès des eaux d'Uriage et d'Amélie nous commande une grande réserve, et nous désirons que M. P... ne puisse plus dire aujourd'hui : « L'hydrothérapie seule a amené de l'amélioration chez moi. » A la vérité, cet officier oubliait que les bains d'Amélie l'avaient débarrassé d'un pityriasis rebelle.

XIVe Observation.

«Dyspepsie chronique et gastro-entéralgie, traitées sans succès par les antispasmodiques et les toniques amers.»

La santé de M. C... de K... (lieutenant d'infanterie, 35 ans, tempérament sanguin, constitution forte), n'a rien laissé à désirer jusqu'en 1859. Pendant la campagne d'Italie, à la suite de fatigues extrêmes, de mauvaise nourriture, de privation de sommeil, cet officier ressentit tout à coup des élancements à l'estomac, fréquents, instantanés, et que soulageait la compression. Puis, ayant bu de l'eau dans laquelle on avait lavé le linge, il éprouva un dégoût insurmontable pour toute espèce d'aliment ou de boisson, resta deux ou trois jours sans prendre quoi que ce soit, et arriva bientôt à Milan, presque épuisé.

Dans cette ville, notre lieutenant s'empressa de se réconforter par de bonnes et longues nuits, et par une nourriture abondante. La transition entre les privations, l'abstinence même, et cette grasse vie fut trop brusque : à la faiblesse avec chaleur à la tête, avant les repas, se joignirent des vertiges après ceux-ci, et la sensation de soulèvement du sol dès qu'il marchait.

La crainte d'une hémorrhagie ou d'une congestion cérébrale fit pratiquer trois saignées, à la suite desquelles la sensibilité nerveuse fut excitée au plus haut point, et des fourmillements se montrèrent dans les pieds.

Le malade se décida à entrer à l'hôpital de Milan, où il passa un mois.

Diagnostic, méningite chronique.

Traitement: Plusieurs applications de sangsues au cou et à la tête; vésicatoires à la nuque; digitale, aloès, etc. Régime maigre pendant tout le séjour.

M. C... de K... se rendit alors à Paris, pour consulter une célébrité médicale qui lui dit, après l'avoir fait sauter à cloche-pied dans son cabinet, et agiter les doigts sur un tapis vert, qu'on l'avait soigné pour une maladie qu'il n'avait pas, et lui remit cette consultation, le 1er mars 1860.

« Vertiges »

« Cinq jours de suite, aux deux principaux repas, prendre un des paquets ci-après :

Bicarbonate de soude..	ãã 4 grammes.
Craie lavée.......	
Magnésie.......	

Divisez en 10 paquets.

« Les quinze jours suivants, le matin en se levant, prendre une infusion préparée en laissant pendant toute la nuit, dans une tasse à café d'eau froide, 2 grammes de copeaux de quassia-amara.

« Les quinze jours suivants, aux deux repas principaux, 10 à 15 gouttes de teinture de noix vomique dans un peu d'eau.

« Matin et soir lotions froides sur tout le corps. »

Les paquets n'ont fait ni bien ni mal ; le moral était d'ailleurs très-remonté, par le diagnostic beaucoup plus consolant (gastralgie) du professeur. Quant à la noix vomique, après en avoir pris pendant dix jours environ, le malade était tellement agité qu'il a dû y renoncer. Les perles d'éther de Clertan et le quinquina en poudre terminent la liste des médicaments employés avant le 15 juin 1863, date de l'entrée à l'hôpital de Plombières.

Nous avons noté alors : somnolence avec pesanteur de tête. Marche chancelante. Tiraillements d'estomac ; froid à l'estomac et aux pieds ; douleurs névralgiques dans les bras et les genoux, en même temps qu'à l'estomac. Pas d'anesthésie. Langue humide et bonne. Appétit médiocre. Constipation si M. de K... ne fume pas.

Traitement thermal :

Bains..........	26
Douches Tivoli.....	7
Douches écossaises...	15

Un bain russe (mal supporté).

Verres d'eau minérale..	24

État du malade à sa sortie de l'hôpital : diminution très notable des vertiges; somnolence moindre. Plus de douleur à l'estomac ni aux genoux. Appétit bon, digestions faciles; marche assurée. Une seconde saison, l'an prochain, sera probablement nécessaire pour assurer la guérison.

L'envoi de cet officier au Mexique ne permit pas de suivre ce conseil avant deux années, mai 1865.

M. de K... nous rappelle qu'il allait très bien au moment de son départ de Plombières, 15 juillet 1863. Sa santé a toujours été bonne au Mexique, où il a supporté la fatigue et la chaleur. C'est en rentrant en France, à Lyon (février 1865), qu'il a éprouvé de nouveau des maux d'estomac, des vertiges, des névralgies articulaires des bras et des jambes, des fourmillements dans les doigts et dans les orteils. L'appétit est médiocre, les digestions lentes, les forces diminuées; il y a de la constipation.

Même traitement thermal qu'en 1863 : bains, douches Tivoli, douches écossaises, eau de la source des Dames en boisson.

Résultat de la cure: Appétit bon, digestions encore un peu lentes; constipation à peu près nulle; forces revenues; vertiges extrêmement rares. Douleurs articulaires et fourmillements disparus.

Nous avons été heureux d'apprendre la guérison (mai 1866).

XVe Observation.

« Dyspepsie avec douleurs vagues, depuis une huitaine d'années. » 1864.

L'histoire de X... (45 ans, tempérament lymphatico-sanguin, constitution bonne), appartient aux affections nerveuses syphilitiques. Les préparations mercurielles, administrées à doses trop élevées, avaient été promptement abandonnées à cause de la gastralgie qu'elles occasionnaient, et la syphilis, suivant sa marche naturelle, s'était bientôt manifestée par des douleurs vagues (rhumatoïdes et névralgiques), qui ont été heureusement modifiées, comme la dyspepsie, par les eaux de Plombières. Le traitement antérieur qui avait le mieux réussi au malade, sous l'influence d'une double cachexie (syphilis et anémie), est le traitement tonique. Plus tard, quand les douleurs nocturnes s'étaient montrées, il était devenu impuissant, et le temps fut alors l'unique remède de X..., jusqu'à son arrivée parmi nous.

Traitement thermal :

Bains.	26
Douches Tivoli. . . .	4
Douches ascendantes. .	6
Verres d'eau de la source des Dames.	75

Eau ferrugineuse aux repas.

Pas de médecine adjuvante.

Les effets consécutifs ont été très satisfaisants : aujourd'hui (avril 1868) le malade ne se ressent que deux ou trois fois par an de sa dyspepsie, et il est débarrassé de ses douleurs. Il y a donc guérison des manifestations de la syphilis, ce qui n'implique malheureusement pas guérison de la diathèse elle-même.

Nous avons été mis sur la trace de la nature de l'affection par les taches suspectes que présentait la peau : leur caractère spécifique, évident à mi-cure, était moins tranché à la fin.

Quoique nous n'ayons pas l'intention de traiter, dans ce mémoire, des effets des eaux de Plombières sur la syphilis larvée, nous ne pouvons nous empêcher de reproduire ici un passage très curieux de Malouin à ce sujet :

« J'ai vû plusieurs malades ausquels les eaux chaudes de Plombières ont déclaré la vérole qu'ils avoient peut-être depuis longtems, sans s'en douter. Ces malades avaient été prendre les eaux de Plombières pour des maux d'estomac, pour la guérison desquels elles sont merveilleuses ; d'autres y avoient été pour des tumeurs lymphatiques, et qui n'avoient pas voulu croire que ces maladies avoient un principe vérolique, revenir avec des accidents de vérole assez certains pour les persuader eux-mêmes (1). »

XVIe Observation.

« Affection chronique des voies digestives, caractérisée par de la dyspepsie, de la constipation alternant avec de la diarrhée, affection contre laquelle il a déjà fait usage, chez lui, de l'eau minérale naturelle de Vichy » et des poudres digestives.

J..., contre-maître chaudronnier de la marine (46 ans, tempérament bilieux, constitution forte).

(1) Chimie médicinale. Paris, 1750, t. II, p. 116.

Début brusque, il y a un an; depuis lors, pas d'amélioration.

État actuel : douleur au creux épigastrique, appétit médiocre, éructations et sputation continuelles; cependant, le malade se sent toujours mieux après les repas.

Les alternatives de constipation et de diarrhée suivent les variations atmosphériques. Comme d'ordinaire, le temps humide et froid, mais surtout les vents de nord-ouest, amènent la diarrhée.

Douleurs dans les reins, grande faiblesse des jambes; fourmillements dans les pieds, remontant à travers tout le corps, jusque dans la figure et la tête. J... flageole en marchant et présente du tremblement des mains; enfin, il s'endort souvent pendant le jour.

L'émission des gaz, par la bouche, présente cette particularité de ressembler à l'expiration chez les individus atteints de paralysie faciale, et dont on dit vulgairement, « Ils fument. »

Somme toute, diagnostic différentiel très délicat ; nous avons penché vers une névrose et institué le traitement d'après cette idée :

Bains tièdes. 25
Douches écossaises. . . 12
Bains russes. 8

Il a été bien supporté, et le malade nous a quitté avec la note amélioration. Celle-ci méritait, six mois après, la qualification de notable, de la part du médecin qui avait envoyé J... à Plombières.

Quel a été le résultat éloigné du traitement chez les malades de cette série? Nous l'ignorons pour celui auquel se rapporte l'observation XIII, et nous ne devons pas compter le n° VII; restent donc huit observations qui se décomposent ainsi:

Guérisons, 2 (Observ. IX, XIV.)

Améliorations notables, 6 (observ. VIII, X, XI, XII, XV, XVI).

§ II. — *Dyspepsies chez des malades névropathiques et anémiques.*

XVIIe Observation.

« État névropathique persistant, avec dyspepsie habituelle remontant à deux ans, et incomplétement soulagé jusqu'ici par les traitements mis en usage, qui ont consisté en antispasmodiques et toniques divers (1) associés à une balnéation suivie et à quelques pratiques d'hydrothérapie. »

---

(1) Iodure de fer, bromure de potassium, valériariate d'ammoniaque, vésicatoires morphinés, vin de quinquina.

État de M. L... (1) à l'arrivée à l'hôpital thermal : embarras gastrique accidentel, dyspepsie habituelle, névropathie générale, anémie.

Traitement thermal :

Bains.	20
Bains russes.	2

Eaux de Soultzmatt, de Bussang et de Plombières (refroidie) aux repas.

Au départ, l'embarras gastrique a disparu. Amélioration de la névropathie; digestions plus faciles, toujours des palpitations anémiques, de l'essoufflement et une grande faiblesse générale, malgré une cure très douce, commencée un peu avant que l'embarras gastrique fût complétement dissipé.

Effets consécutifs : «Grande amélioration.»

Nous rapprocherons de ce malade M. C... (observ. XVIII). L'un et l'autre présentaient, en arrivant, un embarras gastrique dont il a fallu s'occuper avant tout. Le retard apporté à la cure, plus préjudiciable encore chez le second, qui a fait une demi-saison seulement, ne les a pas empêchés d'obtenir un bon résultat ultérieur.

---

(1) Employé au ministère de la guerre, 28 ans, tempérament bilioso-nerveux, constitution moyenne.

Chez M. C..., nous avons noté la première fois, comme étiologie, les privations et les changements brusques de climat, plus fréquents aujourd'hui à cause de la rapidité de la navigation à vapeur.

XVIIIe Observation.

« Dyspepsie avec névralgie générale, affection contractée à la mer. »

Date de l'invasion, dix-huit mois. Au début, la dyspepsie était périodique, elle avait succédé à des coliques, avec diarrhée. Le premier hiver passé en France (1861-62), après un séjour de quatre années dans les pays chauds, a été marqué par la chute des cheveux, des sourcils, de la barbe, et des poils des autres parties du corps : cette alopécie était symptomatique de l'affaiblissement de la vitalité et de l'anémie, et, pendant qu'elle se produisait, la dyspepsie atteignait son maximum d'intensité.

Traitements antérieurs : sulfate de quinine, vin de quinquina, gentiane, ferrugineux.

Traitement thermal :

Bains. 11
Douches Tivoli. . . 3

État du malade à la sortie de l'hôpital thermal : Amélioration légère.

Arrivé avec un embarras gastrique que nous avons combattu par les moyens ordinaires, M. C... (administration de la Marine, 37 ans, tempérament lymphatico-nerveux, constitution moyenne), prenait les eaux depuis une douzaine de jours, quand il a été rappelé dans sa famille par de tristes circonstances (juillet 1863).

Cinq ans après, nous voyons revenir M. C... Il nous raconte que l'amélioration légère obtenue en 1863, malgré une saison trop courte, s'est prononcée davantage ; et, au mois de septembre suivant, il était en état de reprendre la mer. La campagne a duré trente mois. Au retour, cet officier était encore mieux portant qu'au départ.

Mais, petit à petit, les accidents ont reparu ; il y a même eu un accès de colique néphrétique, et, au printemps dernier (1868), M. C... a demandé une nouvelle saison à l'hôpital thermal de Plombières.

« Dyspepsie caractérisée par des douleurs vives dans la région de l'estomac et une grande pesanteur après les repas, s'accompagnant d'une prostration extrême. Cette affection a déterminé un amaigrissement notable et un état d'anémie des plus prononcés. Elle a résisté à tous les moyens de traitement. »

Telle est la consultation qu'il nous apporte; c'est bien l'état de M. C... en 1863. Cette année (1868) le cas n'est plus aussi grave, et le malade a bien employé le temps écoulé entre la rédaction du document précité et son retour à Plombières. Nous inscrivons sur nos notes : dyspepsie flatulente chez un individu nerveux et de caractère bizarre.

La cure n'offre aucun incident.

Sous son influence, le sommeil est devenu bon, les digestions moins flatueuses, la surexcitation est un peu calmée; néanmoins, M. C... affirme qu'il n'a rien gagné cette année. Nous espérons mieux de la visite du mois de mars 1869.

XIXe Observation.

« Névralgie faciale et dyspepsie chronique ayant résisté jusqu'ici à différents traitements. M. R... a fait usage des eaux de Baréges et autres. 1862. »

M. R... officier d'artillerie (42 ans, tempérament nervoso-sanguin, constitution bonne).

Date de l'invasion, 1858.

Traitements antérieurs : Eaux minérales artificielles, amers, antipériodiques.

Etat du malade à son arrivée à l'hôpital thermal : Présentant les points douloureux sus-orbitaire et pariétal gauches. A droite aucun point douloureux. Lorsque la névralgie occupe ce côté, elle dure plus longtemps qu'à gauche.

Epigastre un peu distendu, pas douloureux à la pression. Il est excessivement rare que le malade souffre à la fois de la tête et de l'estomac; l'alternance est manifeste. Volume du cœur, normal. Bruit de souffle, léger, au premier temps et à la base, se prolongeant dans les carotides.

Traitement thermal :

Bains	25
Douches Tivoli	4
Douches écossaises . . .	20
Verres d'eau.	15

Etat du malade à sa sortie de l'hôpital thermal : Plus de bruit de souffle au cœur, ni dans les carotides. Plus de points douloureux, pour l'instant, à la tête. Néanmoins les digestions sont bonnes.

La guérison, nous apprend M. R. en 1867, a persisté deux ans : puis, sous l'influence de la contention d'esprit, la dyspepsie est revenue insensiblement, mais l'anémie n'a pas reparu. Aussi est-il peu question, cette année, des palpitations qui jouaient un si grand rôle en 1862.

Au mois d'avril 1868, le résultat de la seconde cure, nous écrit-on, est aussi satisfaisant que celui de la première.

XXe Observation.

« Dyspepsie flatulente, affection consécutive à des fièvres intermittentes rebelles, et pour laquelle il a fait usage des eaux alcalines artificielles qui ont notablement modifié son état. »

C..., sergent d'infanterie de marine (34 ans, tempérament lymphatico-sanguin, constitution bonne), n'avait jamais eu aucune maladie avant le mois de juin 1864. A cette époque, il a été atteint du *vomito negro*. L'huile de ricin, les bains de glace alternés avec des affusions chaudes l'ont guéri en quatorze jours, à l'hôpital de la Vera-Cruz; mais il lui est resté des accès de fièvre intermittente.

C... est rentré en France le 4 mars 1865. Une douzaine de jours après, gonflement considérable à l'épigastre, douleur à la région hépatique (le foie débordait les fausses côtes) et douleurs névralgiques erratiques, avec anémie. Trente-cinq jours d'hôpital (bains alcalins, douches alcalines, eau de rhubarbe), puis le malade a repris son service jusqu'au départ pour Plombières.

Il y est arrivé, le 15 juillet 1865, dans l'état suivant : gonflement considérable de la région épigastrique, au point de ne pouvoir supporter la constriction des vêtements. Appétit nul ; le peu d'aliments ingérés détermine la production de gaz dont l'expulsion, seule, soulage le malade.

Un quart d'heure, une demi-heure après les repas, gonflement notable de l'estomac, avec pesanteur de cet organe, au point de rendre la marche impossible, à cause des douleurs qu'elle provoque. Pas de constipation.

Douleurs névralgiques dans les jambes et dans le cou. Palpitations et essoufflement dès qu'il monte ou marche rapidement : conjonctives et gencives décolorées. Anémie.

Traitement thermal :

Bains	14
Douches écossaises	17
Bains russes	10
Verres d'eau de la source des Dames	69

Eau ferrugineuse, avec le vin, aux repas.

Résultat immédiat : diminution sensible de la tuméfaction épigastrique, très légère aujourd'hui, et qui permet au malade de boutonner sa tunique, même après les repas. Le travail de la digestion passe inaperçu ; les gaz sont plus rares.

Les douleurs névralgiques des jambes et du cou ont presque entièrement disparu. Les palpitations et l'essoufflement sont beaucoup moins forts, et C... peut fournir une longue course, même après les repas. L'anémie a notablement diminué. Sensibilité presque normale aux régions épigastrique et hypogastrique.

Effets consécutifs : « L'amélioration produite par les eaux a duré quelques mois ; mais les accidents ont reparu dans l'hiver, et une nouvelle saison thermale est devenue nécessaire. »

Le 15 juin 1866, nous voyons revenir C..., muni d'un nouveau certificat ainsi rédigé :

« Dyspepsie flatulente, avec gonflement de la région épigastrique et congestion hépatique chronique. Ce sous-officier a fait un premier séjour aux eaux de Plombières, l'an dernier, et a retiré de leur usage une amélioration qui réclame d'urgence le recours au même mode de traitement. »

C... s'est bien porté jusqu'à l'hiver, qui a ramené le gonflement à l'épigastre, mais pas aussi fort qu'avant l'usage des eaux. Aujourd'hui, ce gonflement n'existe guère qu'après les repas ; les gaz sont peu abondants; il y a aussi quelques douleurs névralgiques, s'irradiant de l'épigastre dans le thorax et l'abdomen. L'anémie et les palpitations ont disparu complétement.

A partir du huitième jour de traitement hydrominéral, les eaux sont mal supportées, et nous sommes obligé d'en suspendre l'emploi à chaque instant. Sur notre proposition, on accorde une nouvelle saison à C..., digne de tout intérêt, et pendant les soixante et un jours qu'il passe avec nous, il prend 17 bains, 5 douches Tivoli, 28 douches écossaises, 6 étuves en boîte, et de l'eau ferrugineuse à tous les repas.

L'amélioration est notable : gonflement épigastrique, très léger, après le repas du soir seulement.

Effets consécutifs : « Amélioration assez marquée pour qu'il n'y ait pas eu lieu d'empêcher le départ de ce sous-officier pour la Martinique. »

XXIe Observation.

« Dyspepsie flatulente avec amaigrissement prononcé, traitée à plusieurs reprises à l'hôpital du Val-de-Grâce. »

Date de l'invasion, 1840.

Traitements antérieurs : ventouses sèches, sangsues. Tisanes amères. Vin de quinquina. Potions antispasmodiques. Valérianate d'ammoniaque.

Lors de son arrivée à l'hôpital thermal, L..., garde de Paris (48 ans, tempérament nervoso-sanguin, constitution forte), a repris un peu depuis deux mois et éprouve moins de pesanteur et de gonflement à l'épigastre après les repas. Constipation. Anémie profonde. Battements du cœur et pulsations artérielles très faibles. Souffle au cœur, premier temps, très doux, à la base et dans les carotides. Névralgie intercostale avec hyperesthésie de la partie antérieure de la poitrine.

Traitement thermal :

Bains...............	14
Douches Tivoli.......	2
Douches écossaises....	12
Douches ascendantes..	4
Verres d'eau.........	8

État du malade à sa sortie de l'hôpital thermal : légère amélioration, moins de palpitations, anémie diminuée. Points névralgiques moins douloureux et disparition de l'hyperesthésie. La dyspepsie reste stationnaire et la constipation est toujours la même.

Effets consécutifs : « constipation opiniâtre; moins de palpitations; état général meilleur. »

Résultat bien modeste; mais que peut-on espérer chez un homme littéralement usé par les maladies? En 1840, fièvre cérébrale; ensuite pleurésie, puis dysentérie. Les deux premières ont guéri sans laisser de traces, mais il n'en a pas été de même de la dysentérie. A partir de cette époque, digestions très lentes, pesanteur à l'épigastre et sentiment de brûlure dans l'estomac, après les repas.

Il y a deux ans, congestion cérébrale, perte de connaissance et paralysie complète. L... a repris son service au bout d'un mois, mais il est resté sujet à des syncopes, à des faiblesses subites au point de tomber; son appétit s'est perdu, et il a maigri considérablement. Comme nous l'avons déjà dit, il y avait un peu d'amélioration lorsque nous avons reçu le malade.

XXIIe Observation.

« Dyspepsie avec irritation gastrique, état général nerveux. »

A peine arrivé au régiment, C... (hussard, 24 ans, tempérament lymphatico-nerveux, constitution moyenne) a été pris de dysentérie grave; vomissements, selles sanguinolentes, hémorrhagie intestinale, douleurs violentes dans l'abdomen, amaigrissement rapide, etc. Six semaines d'hôpital (opium, riz, gomme, huile de foie de morue), puis envoi en convalescence.

Cette première dysentérie guérie depuis un mois, rechute : à partir de ce moment, C... a toujours été dyspeptique. Quelques mois plus tard, il était atteint d'une fièvre intermittente qui fut traitée avec succès par le sulfate de quinine. Enfin, l'année dernière, à Carcassonne, nouveaux accès de fièvre périodique; il fallut cesser l'usage du sel de quinine, à cause des douleurs intolérables qu'il déterminait à l'estomac.

Arrivée du malade à Plombières, 15 juillet 1867 : pas d'engorgement de la rate ni du foie. Dyspepsie flatulente, dont le début remonte à quatre années ; peu d'appétit, selles régulières.

M. R... est dans l'état suivant : appétit bon, digestions meilleures; une selle régulière chaque jour; le ballonnement de l'estomac a disparu. Diminution des bruits anémiques; les forces reviennent; l'état de maigreur seul persiste.

Indication des effets consécutifs : «Les fonctions digestives s'accomplissent très régulièrement, l'état général s'est amélioré.»

Nous pensons que ce cas peut figurer au nombre des guérisons, et ce n'est pas une des moins remarquables.

XXIVe Observation.

M. F..., officier d'infanterie (38 ans, tempérament nervoso-sanguin, constitution forte).

Certificat d'envoi aux eaux : «Anémie et dyspepsie fréquente survenue à la suite d'un séjour prolongé en Chine et en Cochinchine.»

Date de l'invasion, 1861.

Traitements antérieurs : fer réduit, eaux minérales d'Encausse.

État du malade à son arrivée à l'hôpital thermal :

Anémie et dyspepsie.

Traitement thermal :

Bains...............	20
Douches écossaises....	13
Bains russes.........	5

Eau ferrugineuse à l'intérieur.

État du malade à sa sortie de l'hôpital thermal : Il mange, digère et court très bien. Guérison.

Effet consécutif : « Guérison. » Les eaux de Plombières ont achevé ce qu'avaient si heureusement commencé celles d'Encausse.

XXVe Observation.

M. d'H..., administration de la marine (29 ans, tempérament nerveux, constitution moyenne.)

Certificat d'envoi aux eaux : « Gastralgie chronique, contractée en Cochinchine (1861), affection pour laquelle il a été envoyé une première fois à Vichy (1863) et qui a été améliorée par l'usage de ces eaux. Il existe aujourd'hui une dyspepsie prononcée avec anémie. »

Traitements antérieurs : frictions avec la pommade stibiée. Quinquina. Gentiane. Une saison à Vichy.

État du malade à l'arrivée à l'hôpital thermal : cet officier n'est pas encore parvenu à se débarrasser d'une fièvre intermittente contractée en Cochinchine, et qui avait motivé son retour en France. Les accès sont fréquents, et il y a de l'engorgement de la rate. Dyspepsie, anémie.

Traitement thermal :

Bains............ 11
Douches Tivoli.... 5
Eau ferrugineuse.

Incidents survenus pendant la cure : traitement doux, mal supporté. M. d'H... n'a plus fait usage des eaux, à partir du seizième jour, et il a eu deux accès de fièvre intermittente à la fin du séjour.

État du malade à sa sortie de l'hôpital thermal : la rate dépasse toujours d'un travers de doigt le rebord des fausses côtes. Aucun changement.

Effet consécutif : « Amélioration légère. »

Nous pourrions répéter, à propos de ce malade, les remarques que nous a suggérées M. R... (VIIe observation) relativement aux moyens accessoires employés pendant la cure. En effet, nous trouvons marqués sur notre cahier, vomitif, purgatif, laxatif, calmants, sulfate de quinine (en lavement). Toutefois, il est bon de faire observer que c'est surtout pendant les quatorze jours écoulés entre la cessation des eaux et le départ, que ces médicaments ont été prescrits.

XXVIe Observation.

« Gastralgie et troubles dyspeptiques datant de plusieurs années, contractés pendant un long séjour au Mexique. L'insuccès des différents traitements suivis par le malade permet d'espérer un meilleur résultat des eaux minérales naturelles. »

M. D..., officier d'infanterie de marine, 41 ans, tempérament lymphatico-sanguin, constitution bonne.

Longtemps auparavant, dans les Antilles, dysenterie et *vomito negro* guéris sans laisser de traces. Août 1862, départ pour le Mexique, où M. D... a continué de se bien porter pendant une année. Début, sans cause appréciable, par une douleur extrêmement vive à l'estomac, douleur comparée par le malade à celle que produirait une ceinture trop serrée exerçant une forte pression, tantôt verticalement, tantôt horizontalement. Respiration gênée. La marche détermine du gonflement à l'épigastre, quel que soit l'état, plénitude ou vacuité de l'estomac. Perte de l'appétit. Constipation.

Traitement : eau de Vichy et eau de Seltz. Celle-ci calmait les douleurs mais augmentait le gonflement.

État actuel, 15 juillet 1865 : Épigastre saillant et douloureux à la pression. Rien au foie. Langue humide et blanche. Souffrance et augmentation du gonflement aussitôt la fin du repas, pendant une heure ou deux. Appétit revenu. Constipation persistante. Mollesse générale, peu de forces, anémie très marquée.

Traitement thermal :

Bains...............	19
Douches en couronne.	2
Douches écossaises....	7

Eau ferrugineuse, aux repas.

État du malade à sa sortie de l'hôpital thermal : Diminution très notable du gonflement à l'épigastre, qui n'est plus douloureux à la pression. Légère et courte souffrance après les repas. Langue humide et rosée. L'appétit est resté bon ; constipation disparue. Forces générales revenues, le malade monte les escaliers sans être essoufflé.

Effets consécutifs : « L'amélioration produite

par les eaux, pendant leur usage, a continué ses progrès, et cet officier est actuellement dans un état très satisfaisant et très voisin d'une santé parfaite. »

XXVIIe Observation.

« Dyspepsie, affection ayant déterminé de l'anémie liée aux troubles de la nutrition. A fait usage des eaux de Vichy (1866) sans avantage marqué. »

Dès l'enfance, M. M..., officier de la garde, (32 ans, tempérament nerveux, constitution bonne), a toujours été constipé. Depuis cinq ou six ans, il est gêné par des aigreurs, après les repas, et il éprouve la sensation d'une boule qui, remontant de l'estomac à la gorge, y détermine de l'étouffement. A la suite d'une fièvre typhoïde (1865) qui avait amené de l'anémie, cet officier a été soumis à l'usage des préparations ferrugineuses : elles ont rendu les digestions plus pénibles et augmenté la constipation.

Sa mère et son grand-père sont morts d'affections intestinales.

État du malade à l'arrivée à Plombières, 15 juillet 1867 : Dyspepsie, anémie. Insomnie et agitation la nuit, avec palpitations nerveuses.

Traitement thermal :

Bains................	22
Douches Tivoli........	6
Douches écossaises....	13
Douches ascendantes...	10

Aucun incident pendant la cure, à l'issue de laquelle la langue est bonne, l'appétit excellent. La digestion s'accomplit souvent sans émission de gaz; moins d'étouffement à la gorge. Sommeil calme. Palpitations rares. Forces revenues.

Au 1er mars 1868 « l'amélioration s'est soutenue. »

XXVIIIe Observation.

« Dyspepsie, avec atonie des fonctions de l'estomac. Cette maladie a résisté à des traitements variés. Il serait utile, et même nécessaire, de tenter pour la guérison l'usage des eaux de Plombières. »

C'est la première maladie de M. D... (52 ans, tempérament lymphatico-nerveux, constitution bonne) : il l'attribue à l'usage du tabac et à un travail de bureau trop assidu, le jour au ministère, le soir chez lui.

Un régime très sévère, composé de viandes blanches, laitage, œufs, très peu de légumes et à peine assaisonnés, a seul amené de l'amélioration. M. D... n'avait obtenu aucun résultat avantageux des toniques, rhum, café, vin pur, vin de quinquina, des émollients, d'une cure à Vichy (1866), de la pepsine, du charbon de Belloc, du sous-nitrate de bismuth, de la magnésie, des suppositoires médicamenteux.

L'affection a commencé, il y a quatre ans, par la sensation d'une barre au creux de l'estomac, trois heures environ après le repas; jamais d'envies de vomir, mais renvois aigres. Constipation.

Le 15 juillet 1867, cet employé se trouvait dans l'état suivant : Dyspepsie et anémie, conséquence d'un régime volontairement insuffisant. Le malade a bon appétit, mais n'ose pas manger de viande parce qu'elle augmente les douleurs qui accompagnent la digestion, deux ou trois heures après le repas, et la constipation. Il se nourrit de bouillon dégraissé, d'œufs et de laitage. Grande somnolence.

Traitement thermal :

Bains 22
Douches en couronne. 19
Douches ascendantes . 10

15 août 1867. M. D... mange des viandes noires et la digestion passe inaperçue : constipation di-

minuée. Forces revenues, plus de somnolence.

Nous avons rencontré M. D... au commencement de mai 1868; et, si l'amélioration remarquable trouvée à Plombières ne s'est pas maintenue dans toute son intégrité, notre ancien malade est du moins dans un état de santé très satisfaisant relativement à ce qu'il était avant l'usage de nos eaux.

Ce groupe fournit :

Guérisons ... 3 (observ. XXIII, XXIV et XXVI).

Améliorations notables ... 2 (observ. XXVII et XXVIII).

L'observation XXV est sans valeur, pour les mêmes raisons que le n° VII.

Formé, comme le précédent, de six dyspeptiques, ce groupe est mieux partagé sous le rapport des résultats, circonstance facile à expliquer d'après les conditions où se trouvaient les malades, névropathiques et anémiques dans le premier cas, seulement anémiques dans le second.

Ainsi, douze au moins, des vingt-huit dyspeptiques dont nous venons d'esquisser l'histoire, avaient de l'anémie. Comme nous la retrouverons, plus fréquente encore, dans la gastralgie, nous avons réservé, pour le prochain chapitre, quelques réflexions sur l'influence, contestée, de la dyspepsie dans la production de l'anémie.

§ IV. — *Dyspepsies sans rapport les unes avec les autres.*

XXIXe Observation.

G..., gendarme de la garde (38 ans, tempérament bilioso-nerveux, constitution moyenne).

Certificat d'envoi aux eaux : « Dyspepsie acide, affection pour laquelle il a été traité sans résultat à l'hôpital et à la chambre, a fait longtemps usage de l'eau de Vichy. »

Date de l'invasion, 1862.

Traitements antérieurs : Sous-nitrate de bismuth, eau de Vichy, vin de quinquina.

État du malade à son arrivée à l'hôpital thermal : Inappétence, régurgitation de matières âcres. Pharyngite granuleuse. Diarrhée. Faiblesse générale.

Traitement thermal :

Bains	22
Douches en couronne . .	6
Douches pharyngiennes .	15
Verres d'eau	87

État du malade à sa sortie de l'hôpital thermal : Bon appétit; plus de diarrhée; renvois maintenant rares et insipides; forces revenues. Légère amélioration de la pharyngite, qui occasionne toujours de la gêne dans la déglutition, surtout au commencement des repas. Amélioration très notable.

Effets consécutifs : « L'amélioration ne s'est pas soutenue, les digestions sont redevenues mauvaises, la faiblesse générale s'est prononcée davantage. »

Cette rechute peut-elle être attribuée à l'herpétisme, accusé ici par l'angine granuleuse que M. le professeur Hardy (1) considère comme une manifestation évidente de la diathèse dartreuse? Avons-nous eu affaire à une dyspepsie herpétique? Nous nous sommes déjà posé cette question au sujet de plusieurs de nos dyspeptiques, et elle reviendra encore de temps en temps, c'est pourquoi nous préférons la traiter d'une manière plus complète, à propos du dernier exemple que nous rencontrerons.

---

(1) Behier et Hardy, *Traité élémentaire de pathologie interne*, Paris, 1864, t. II, p. 220.

XXXᵉ Observation.

S..., infanterie de la garde (31 ans, tempérament sanguin-lymphatique, constitution bonne).

Certificat individuel : « Gastrite chronique avec dyspepsie, état qui a nécessité plusieurs fois l'envoi de cet homme à l'hôpital, où il a été traité sans succès complet, » par l'huile de croton-tiglium, les vésicatoires, les bains simples, les purgatifs fréquents, les vomitifs et la tisane au bicarbonate de soude.

Date de l'invasion, 1862.

État du malade à son arrivée à l'hôpital thermal : Pas d'appétit ; sentiment de constriction à l'estomac après le repas ; pas de vomissements ; pas de constipation. Crachats porracés et bouche mauvaise le matin, dit-il.

Traitement thermal :

Bains	18
Douches Tivoli	9
Étuves générales et partielles .	5

État du malade à sa sortie de l'hôpital thermal : Amélioration. Malade porté à exagérer les symptômes qu'il éprouve.

Effets consécutifs inconnus.

XXXIe Observation.

Dyspepsie venue à la suite d'une fièvre typhoïde.

H..., gardien de bureau à la direction des constructions navales de... (38 ans, tempérament nerveux, constitution moyenne).

Certificat d'envoi aux eaux : « Dyspepsie flatulente, affection qui, après avoir résisté pendant huit à dix ans à toute espèce de traitement, a été très notablement améliorée par l'emploi, l'année dernière, des eaux naturelles de Plombières. » 22 mars 1865.

Le malade auquel se rapportent ces indications se trouvant de nouveau dans nos salles au moment où nous terminons ce travail, nous supprimons son observation, qui n'offre d'ailleurs rien de particulier, pour la donner complète à une époque ultérieure. Nous nous bornerons aujourd'hui à rapporter les effets consécutifs de la seconde cure, intéressants pour nous qui regardons la dyspepsie et la gastralgie comme une seule et même maladie :

« Très grande amélioration pendant les huit mois qui ont suivi l'emploi des eaux. Depuis cette époque la gastralgie a reparu. »

Voilà donc le même sujet considéré tantôt comme dyspeptique, tantôt comme gastralgique.

C'est sans doute l'observation d'un certain nombre de cas semblables qui a fait dire à M. Pidoux, à la Société d'Hydrologie : « Beaucoup de personnes, après avoir été dyspeptiques pendant plusieurs années, deviennent gastralgiques : le gastralgique d'aujourd'hui a déjà été ou sera dyspeptique. Cela montre l'identité des deux maladies. »

XXXIIe OBSERVATION.

« Dyspepsie consécutive à une phlegmasie gastro-intestinale. »

M. M..., officier d'infanterie (43 ans, tempérament bilioso-sanguin, constitution forte), jouissait d'une excellente santé, lorsqu'en 1864, au camp de..., à la suite d'une très-vive contrariété éprouvée la veille, il fut pris, un matin, d'envies de vomir.

Depuis lors, la moindre émotion arrête la digestion et occasionne, après de longs efforts, des vomissements très pénibles : le malade observe la diète pendant deux ou trois jours, puis tout semble rentré dans l'ordre. Mais, après un court intervalle, cinq, six, huit jours au plus, de santé parfaite, en apparence, et sans cause appréciable, les envies de vomir et les vomissements recommencent, quelquefois aussitôt le repas terminé, d'autres fois deux, quatre et même six heures après.

Les aliments rendus ont déjà subi l'action du travail digestif, d'autant plus avancé que le vomissement est plus éloigné de l'ingestion.

Ces alternatives continuelles de bonnes et de mauvaises digestions durent depuis une année, sans que l'état général du malade, vigoureusement constitué, et d'un heureux caractère, ait notablement souffert : l'élément nerveux seul paraît avoir pris chez lui un empire inaccoutumé.

Traitements antérieurs : quelques purgatifs, régime laxatif doux et léger.

M. M... venait de traverser « une de ses bonnes périodes » lorsqu'il nous est arrivé (1865). L'inappétence est complète, il y a des envies de vomir fréquentes, la langue est blanche : pas de constipation. L'exploration de l'abdomen ne révèle rien d'anormal, l'exercice ne détermine aucune souffrance chez M. M..., qui accuse, comme seule maladie antérieure, une péritonite aiguë bien guérie.

Traitement à Plombières :

Bains	19
Douches Tivoli	7
Douches écossaises . .	4

Deux purgations légères, avec le citrate de magnésie; 5 ou 6 bouteilles d'eau de Soultzmatt, mêlée avec le vin, aux repas.

Résultat immédiat : diminution dans la fréquence et l'intensité des troubles digestifs, amélioration.

Effet consécutif : « guérison. »

XXXIIIe Observation.

M. L..., médecin-major (46 ans, tempérament bilioso-nerveux, constitution forte).

Certificat d'envoi aux eaux : « Dyspepsie continuelle, digestions pénibles. »

Date de l'invasion : 18 mois.

Traitement antérieur : vin de quinquina.

État du malade à son arrivée à l'hôpital thermal : Appétit bon, mais digestions lentes et pénibles, nutrition incomplète, excitation nerveuse, chairs flasques.

Traitement thermal :

Bains	24
Douches Tivoli . .	14
Bains russes . . .	2

État du malade à sa sortie de l'hôpital thermal : digestions généralement bonnes; chairs raffermies; système nerveux calmé, à part les derniers jours de la cure, pendant lesquels il a vu survenir une éruption aux bras (poussée).

Effet consécutif : amélioration.

Chez le docteur L..., un excès de travail intellectuel a déterminé la maladie, aussi est-il fort à craindre, malgré la persistance de l'amélioration pendant six mois, que le savant traducteur de la *Chirurgie d'Abulcasis* ne soit dyspeptique toute sa vie.

XXXIVe Observation.

R..., soldat d'infanterie de marine (37 ans).

Certificat d'envoi aux eaux : « Dyspepsie et gastralgie rebelles, consécutives à des fièvres intermittentes graves contractées dans les pays intertropicaux, affections vainement combattues jusqu'à ce jour par diverses médications. »

L'observation de ce fils de famille, à qui ses parents nous ont prié instamment de refuser un congé de convalescence, peut se résumer en quelques lignes : Dyspepsie alcoolique ; la cause persistant, il est probable que les eaux de Plombières n'auront pas plus de succès que les médications déjà tentées.

Nous n'avons plus entendu parler de ce malade depuis qu'il a quitté les eaux.

XXXVe Observation.

M. F..., officier en retraite (43 ans, tempérament nerveux, constitution bonne).

Certificat d'envoi aux eaux : « Troubles des fonctions digestives et des organes sécréteurs de l'urine, résultat d'un coup de feu reçu en Crimée, qui a traversé l'abdomen en labourant le foie et le rein droit. Les eaux de Plombières ont été employées avec succès en 1865. »

Nous avions constaté alors, à l'arrivée du malade, une oppression telle qu'il ne pouvait marcher un peu vite pendant quelque temps sans être obligé de s'arrêter. Il se plaignait également de palpitations fréquentes, liées à une anémie profonde. Une constipation opiniâtre occasionnait de fréquentes migraines.

Cette année (1866) M. F..., sous l'influence d'un éréthisme nerveux très marqué, souffre de spasmes du col de la vessie et de dyspepsie flatulente. La percussion du foie, surtout à la partie inférieure, est tellement douloureuse que nous sommes obligé d'y renoncer. Avant la blessure, source première de tous ces désordres, M. F... a eu un engorgement considérable des viscères abdominaux, suite de fièvre intermittente.

Au départ, la percussion du foie est possible, les spasmes du col de la vessie ont disparu. Les digestions sont encore un peu lentes; il y a beaucoup moins de gaz. Le système nerveux est singulièment calmé.

Le traitement thermal s'est composé de :

Bains.	25
Douches Tivoli	14
Douches ascendantes . . .	13

Eau des Dames, refroidie, aux repas.

Effets consécutifs : « Amélioration générale très grande. »

En 1868, M. F... est venu pour la troisième fois à Plombières, où il a pris 22 bains, 12 douches Tivoli, 10 douches ascendantes, 7 bains de vapeur et bu 15 verres d'eau de la source des Dames. C'est un homme nerveux, très sensible aux orages, qui rendent ses digestions pénibles; mais, il a bon appétit et marche bien, aussi le considérons-nous cette année plutôt comme une personne délicate que comme un véritable malade. Telle n'était pas notre opinion, lorsque nous lui avons donné nos soins en ville (1865), et, comme on a pu le voir, nos confrères ont constaté après les deux premières cures des effets ultérieurs très satisfaisants.

XXXVIe Observation.

F..., soldat d'infanterie de marine (23 ans, tempérament bilioso-nerveux, constitution bonne).

Certificat d'envoi aux eaux : « Dyspepsie flatulente, affection consécutive à des fièvres intermittentes, contractée en Algérie et déjà améliorée par l'usage des eaux minérales alcalines artificielles, mais qui exige encore un traitement thermal. »

Au début, il y a trois ans, pesanteur à l'estomac après le repas. F... rendait du sang par la bouche, sans tousser, mais comme par une espèce de hoquet, ce sang était rouge et analogue à celui qui s'échappe d'une coupure. Ces accidents n'ont pas résisté pendant plus d'un mois à l'eau de Vichy, aux vésicatoires et aux sangsues.

Après un intervalle d'un an et demi, pendant lequel la santé a été parfaite, les mêmes accidents se sont reproduits. F... (depuis peu de temps dans l'infanterie de marine) était alors en garnison à Saint-Étienne. Du vin de quinquina et des douches écossaises ont arrêté l'hémorrhagie, qui ne reparut que le 17 août 1865 à Plombières, dès le premier bain dont la température n'avait cependant pas semblé élevée à F... Il a commencé par y éprouver un sentiment d'oppression, puis un demi-verre de sang pur a été expulsé par la bouche, et le malade s'est senti très soulagé.

Nous avons noté à l'arrivée (16 août 1865): Appétit nul en ce moment, souvent capricieux, grande faiblesse, malaise général. Au-dessous de l'appendice xiphoïde, matité descendant verticalement à droite de la ligne blanche jusqu'à deux travers de doigt de l'ombilic. Cette matité mesure cinq centimètres dans le sens transversal, à sa partie supérieure, et va en diminuant progressivement jusqu'en bas, offrant ainsi la forme d'un triangle dont la base serait à l'appendice xiphoïde et le sommet sur la ligne blanche, à un travers de doigt de l'ombilic. La percussion est douloureuse dans toute l'étendue de cette surface : lors des hématémèses, c'est là que F... éprouve de la chaleur et un sentiment de cuisson.

Ni toux, ni palpitations : rien à l'auscultation et à la percussion de la poitrine.

Malgré toutes les précautions possibles, telles que faire précéder le bain d'un pédiluve, entrer progressivement dans le bain, donner celui-ci entier ou à mi-corps seulement, F... est souvent pris dans l'eau de gêne de la respiration, avec hoquet, et, s'il persiste à rester, arrive bientôt une hématémèse. F... en a avoué cinq, chiffre peut-être au-dessous de la vérité.

Nos malades, atteints d'affections chroniques, écoutent tout ce qui se dit pendant la visite. Ils connaissent bien vite notre tendance à ralentir ou à suspendre l'administration des eaux dès qu'ils accusent des phénomènes insolites, une aggravation non expliquée des symptômes; et, fréquemment, lorsque inscrivant sur notre cahier le résultat du dernier examen, nous demandons à un malade pourquoi il a attendu jusqu'au dernier jour à nous parler d'incidents ou d'accidents survenus pendant la cure, on ne manque pas de nous répondre : « C'est que vous ne m'auriez pas envoyé au bain le lendemain. » D'ailleurs, les malades de l'hôpital, les meilleurs selon Boerhaave, parce que c'est Dieu qui paie pour eux, ne sont pas les seuls chez lesquels règne ce préjugé de mesurer l'efficacité d'un traitement à son énergie.

F... a pris 17 bains et 15 douches écossaises.

Nous avons écrit, au moment de sa sortie, le 15 septembre, 1865 : amélioration, et cependant affection organique : plusieurs hématémèses, longtemps avant et pendant la cure, éloignent l'idée d'une simple névrose de l'estomac.

Effets consécutifs : « L'amélioration qui s'était produite aux eaux avait tellement progressé ensuite qu'on a pu croire à une guérison entière; mais, à la fin de l'année 1865, les accidents ont reparu intenses et compromis l'existence du malade. État actuel satisfaisant. Les eaux de Plombières si bien indiquées ont été redemandées et accordées. »

Nous ne nous permettrons qu'une réflexion à propos de ce certificat : si l'état actuel est satisfaisant, pourquoi renvoyer le malade aux eaux?

Il arrive à Plombières le 15 juin 1866, porteur d'un nouveau certificat ainsi conçu :

« Dyspepsie flatulente avec tuméfaction de la région épigastrique et congestion hépatique chronique. Cette double affection a été contractée en Algérie, où le caporal F... a servi dans l'armée. Elle a été presque guérie, l'an dernier, par un premier séjour à Plombières, et la récidive qui s'est produite cet hiver ne peut être combattue efficacement que par un nouvel usage de ces eaux thermales. »

Nous n'engagerons personne à comparer ce certificat avec celui de 1865, car on aurait vraiment une trop mauvaise idée de nos sources qui paraissent avoir donné au malade « une tuméfaction de la région épigastrique et une congestion hépatique chronique » dont il n'était pas question en 1865.

Après l'avoir examiné de nouveau, nous persistons dans l'opinion émise l'an passé, d'autant plus que M. le médecin en chef Quesnel, de Rochefort, auquel nous l'avions montré, partageait notre avis.

Impossibilité de prendre un bain à mi-corps sans déterminer une hématémèse. Toujours la même faiblesse générale. Le traitement se borne forcément à :

Bains.	5
Douches en couronne .	20
Douches écossaises. . .	3

Aucune amélioration immédiate.

Effets consécutifs : « Cessation de tous les accidents, a repris de l'embonpoint et des forces, et a pu partir pour les colonies. »

Puissions-nous nous être trompé, et ce résultat, inespéré, ne pas être, comme la première fois, une simple rémission pendant un temps plus ou moins long !

F..., soldat en 1865, caporal en 1866, figurait comme sergent dans les cadres de son régiment, aux dernières nouvelles.

1868. F... revient pour la troisième fois ! Il est bien allé aux colonies, seulement... on l'a renvoyé en France à cause de ses « hématémèses déterminées par un ulcère de l'estomac. »

Néanmoins, voici son certificat individuel : « Dyspepsie flatulente et hépatite chronique, affections contractées dans les pays chauds, qui ont été avantageusement modifiées par un premier envoi à Plombières, très médiocrement par un séjour à Vichy, et qui nécessitent un nouveau traitement à la première de ces stations thermales. »

Il paraît que F... a pris les eaux de Vichy en 1867, — tant il s'était bien trouvé de Plombières en 1865 et 1866, — et ce printemps, affirme-t-il, on lui a donné le choix entre les deux sources?

Il ne tousse pas, accuse toujours des aigreurs, et a très souvent le hoquet la nuit.

Dix bains et quinze douches de courte durée ne provoquent pas d'hématémèse. La tumeur reste stationnaire : on n'y perçoit ni fluctuation, ni frémissement hydatique, et elle ne nous paraît pas se rattacher au foie.

Nous espérons bien avoir des nouvelles de F..., véritable problème pour nous.

XXXVIIe Observation.

« Dyspepsie gastrique datant de plusieurs mois (1862). »

M. de C..., officier d'infanterie (24 ans, tempérament bilieux, constitution moyenne), est malade depuis le mois de janvier.

Traitements antérieurs : Eau de Sedlitz, eau de Vichy; rhubarbe et magnésie.

État de M. de C... à son arrivée à l'hôpital thermal : Langue fuligineuse, aspect général mauvais, pâleur et maigreur considérables. Pas d'appétit, de la constipation, léger enrouement et toux. Rien à l'auscultation et à la percussion du cœur et des poumons.

Traitement thermal : Bains, 55 (61 jours de séjour), douches ascendantes, Tivoli, et écossaises. A l'intérieur, eau de Bussang et eau ferrugineuse de Plombières.

Phénomènes observés pendant la cure : aigreurs disparues définitivement dès la fin de la première saison.

État du malade à sa sortie de l'hôpital thermal: Dyspepsie guérie; constipation très diminuée.

L'explication de la persistance de la faiblesse et de la maigreur, malgré la guérison de la dyspepsie et un excellent appétit, nous a été fournie dernièrement par les urines du malade, dans lesquelles nous avons constaté la présence du sucre.

Hufeland l'a écrit : « Il faut toujours analyser l'urine d'un individu qui est atteint de marasme, sans présenter des symptômes d'affection de poitrine ou d'autres maladies locales; on a vu des malades mourir de diabète sans que le médecin en ait soupçonné l'existence, parce que souvent la quantité de l'urine n'est pas augmentée d'une manière bien appréciable. »

M. de C... est mort en 1863.

Nous ne connaissons pas les effets consécutifs des eaux chez cinq (XXXe, XXXIe, XXXIVe, XXXVe,

XXXVIe observations) de ces neuf derniers malades. Les quatre autres se partagent en :

Une rechute (XXIX), une guérison (XXXII), une amélioration (XXXIII) et une mort (XXXVII).

Enfin, si nous voulons embrasser d'un seul coup d'œil tous les résultats consignés dans ce chapitre, nous établirons trois grandes divisions :

Malades chez lesquels les effets consécutifs des eaux ont été connus.	Guérisons. . .	7	(obs. IX, XIV, XIX, XXIII, XXIV, XXVI, XXXII).
	Améliorations notables. . .	9	(VIII, X, XI, XII, XV, XVI, XVII, XX, XXVII).
	Améliorations.	3	(XXI, XXVIII, XXXIII).
	État stationnaire ou rechute. .	2	(XXII, XXIX).
	Mort	1	(XXXVII).
		22	

Malades chez lesquels l'association des médicaments au traitement hydro-minéral empêche d'apprécier la part qui revient aux eaux dans le résultat.	Il y en a deux seulement, observations VII et XXV. Chez l'un et l'autre les effets consécutifs sont indiqués par : amélioration légère.

Malades chez lesquels nous ne connaissons pas les effets consécutifs de la cure.

Observations XIII, XVIII, XXX, XXXI, XXXIV, XXXV, XXXVI.

Parmi ces malades, il en est quatre (nos XVIII, XXXI, XXXV, XXXVI) qui avaient déjà fait une ou deux saisons, saisons dont nous connaissons par conséquent les effets éloignés : nous n'avons pas cru devoir les ranger dans la première division, parce qu'en thérapeutique le dernier résultat obtenu est le plus important.

Considérons du moins, chez les malades de la dernière division, le résultat immédiat, qui a bien aussi sa valeur. Nos confrères se montrent un peu exigeants envers les eaux auxquelles ils demandent des vertus prophylactiques.

N'a-t-on pas exagéré la fréquence des diathèses, et, sans en méconnaître l'importance, ne faut-il pas convenir que le plus souvent les mêmes causes ramènent les mêmes effets, sans qu'il soit nécessaire d'invoquer l'existence d'une diathèse?

Quoi qu'il en soit à cet égard, cinq malades (observations XIII, XVIII, XXX, XXXI, XXXV) se trouvaient mieux qu'à leur arrivée : deux seulement (XXXIV et XXXVI) n'avaient retiré aucun bénéfice de l'usage des eaux.

CHAPITRE II

Gastralgies.

Après avoir admis (1) l'identité de la dyspepsie et de la gastralgie, il serait étrange de faire un chapitre spécial de la gastralgie si, nous le répétons encore, nous n'avions tenu à conserver à chaque observation son titre originel, et à respecter, autant que possible, les diagnostics de nos confrères.

Un des auteurs du *Compendium de médecine pratique*, M. Fleury, a soutenu la nécessité de l'observation suivie, et l'impossibilité d'établir d'emblée le diagnostic complexe de la gastralgie (2). Ce dernier terme est destiné à remplacer

---

(1) Voy. p. 59.

(2) *Moniteur des hôpitaux*, t. III, 1855, p. 161 et 162.

celui de dyspepsie, rejeté définitivement par M. Fleury.

D'ailleurs, comme chez les dyspeptiques, l'anémie joue un rôle très important chez les gastralgiques : quinze des dix-huit malades dont nous allons nous occuper, et quinze (1) des dyspeptiques qui ont passé sous nos yeux, présentaient ou avaient présenté les signes de l'anémie. Quelquefois elle précède la gastralgie, personne ne le conteste, plus souvent elle en est le résultat, et sur ce dernier point, mis en lumière jusqu'à l'exagération par Beau, vaillamment soutenu à la Société d'hydrologie par son élève et ami M. Hédouin, tout le monde n'est pas d'accord.

Les uns, avec Georget (2) et M. Durand-Fardel (3), admettent des dyspepsies et des gastral-

---

(1) Au lieu de douze signalés page 54 : nous avons ajouté les observations XIV, XV et XXXV, parce qu'ici nous comptons tous les cas dans lesquels l'anémie existe ou a existé, sauf à défalquer ceux où elle ne peut être rapportée à la dyspepsie.

(2) *Dictionnaire de médecine*, 1836, t. XIV, p. 10, article *Gastralgie*.

(3) *Annales de la Soc. d'hydr. méd.*, t. IV, p. 518, Rapport sur un mémoire de M. Hédouin, intitulé : *Des Eaux de Saint-Sauveur et de leur influence curative dans les différentes formes de la dyspepsie*, au nom d'une commission composée de MM. Mialhe, Moutard-Martin, et Durand-Fardel.

gies ayant duré vingt et trente années sans porter atteinte à la nutrition. Pour les autres, comme Beau, M. Hédouin, Patissier, M. le professeur Sée, la persistance des troubles digestifs, pendant un certain temps, amène le défaut d'assimilation, bientôt suivi des effets que l'on observe dans l'alimentation insuffisante.

Examinons les documents que nous apportons au différend, qui a surtout pour objet l'influence de la dyspepsie dans le développement de l'anémie.

Sur quarante-neuf malades, envoyés comme dyspeptiques ou gastralgiques, nous avons rencontré trente anémiques, mais il faut retrancher de ce chiffre vingt valétudinaires qui ont été exposés à d'autres causes d'anémie que la dyspepsie (1).

Ainsi, un officier d'administration de la marine (observ. XVIII) avait navigué dans de mauvaises conditions hygiéniques et morales, son collègue (observ. XLI) avait eu la dysenterie en Cochinchine. Les observations XX, XXIV, XXV, XXVI, XXXV, XL ont trait à des militaires ayant tous

(1) Anémie par encombrement, anémie des pays chauds, anémie par privation, etc. Voyez les belles leçons de M. le professeur Sée sur le sang et les anémies, Paris, 1866.

fait la guerre, et dont l'avant-dernier, M. F..., indépendamment de la blessure grave qu'il avait reçue, avait eu auparavant des fièvres intermittentes, avec engorgement des viscères abdominaux.

Le XXI et le XXII sont épuisés par les maladies antérieures.

Pour M. M... (observ. XXVII) l'anémie ne s'est déclarée qu'après une fièvre typhoïde.

Chez le XLV il existe une tumeur abdominale, et chez le L une affection organique de l'estomac.

On peut rapprocher l'un de l'autre le LI, sujet à des hématémèses, et M. C... de K... (obs. XVI), chez lequel l'anémie n'existait plus lors de son arrivée. Les émissions sanguines, inopportunes et abondantes, dont cet officier avait été victime, en Italie, ne permettent pas de voir là une anémie d'origine dyspeptique.

La diathèse syphilitique peut avoir causé l'anémie du XV, du LII et du LIII.

Enfin, dans les observations XXXVIII et XXXIX l'anémie s'est montrée la première.

Ces vingt malades éliminés, si nous consultons nos notes sur les dix qui restent (observ. XVII, XIX, XXIII, XXVIII, XLII, XLIII, XLIV, XLVI, XLVII, XLVIII), nous trouvons une diminution plus ou moins notable de l'appétit chez tous, excepté deux. M. D... (observ. XXVIII), et B... (observ. XLIII) ont faim, mais ils n'osent manger à cause des souffrances que détermine la digestion, et ils rentrent aussi dans les cas d'alimentation insuffisante. Pour tous ces malades, l'origine dyspeptique de l'anémie est évidente, le défaut de réparation des matériaux du sang en est assurément la principale cause.

Il suffit, pour s'en convaincre, de rechercher l'état de l'appétit chez les dix-neuf dyspeptiques ou gastralgiques qui ont échappé à l'anémie, bien que placés, en apparence, dans les mêmes conditions où leurs camarades en avaient été atteints.

Dix (observ. VII, XIII, IX, X, XI, XII, XIII, XXXIII, XLIX, LIV) ont conservé leur appétit intact; chez le XXXI, le XXXVII et le LV il est perdu depuis quelques mois seulement. Mais les sept autres, pourquoi ne sont-ils pas anémiques? Dirons-nous que chez le XXXII les alternatives de bonnes et de mauvaises digestions existant depuis un an seulement, cette courte durée rend compte de l'absence d'anémie? On nous répondrait qu'une année de dyspepsie a bien suffi chez le XLIII pour produire cette aglobulie.

Poursuivons donc nos recherches dans ce sens, et, pour plus de clarté, résumons-les dans un tableau :

Tableau indiquant le début de la dyspepsie ou de la gastralgie chez les malades

Anémiques

Observ.	XVII,	début	2 ans.
»	XIX,	»	4 ans.
»	XXIII,	»	12 ans.
»	XXVIII,	»	4 ans.
»	XLII,	»	2 ans.
»	XLIII,	»	1 an.
»	XLIV,	»	1 1/2.
»	XLVI,	»	1 an.
»	XLVII,	»	8 ans.
»	XLVIII,	»	2 ans.

Les vingt cas d'anémie dont l'origine ne peut être attribuée, avec certitude, aux troubles digestifs, ne sont pas compris dans ce tableau.

Non anémiques

Observ.	VII,	début	5 ans.
»	VIII,	»	2 ans.
»	IX,	»	1 1/2.
»	X,	»	2 ans.
»	XI,	»	2 1/2.
»	XII,	»	5 ans.
»	XIII,	»	10 ans.
»	XVI,	»	1 an.
»	XXIX,	»	3 ans.
»	XXX,	»	2 ans.
»	XXXI,	»	8 à 10.
»	XXXII,	»	1 an.
»	XXXIII,	»	1 1/2.
»	XXXIV,	le début n'a pas été noté.	
»	XXXVI,	début	3 ans.
»	XXXVII,	»	q.q. mois
»	XLIX,	»	17 ans (1)
»	LIV,	»	1 an.
»	LV,	»	3 mois.

(1) Avec un intervalle de sept ou huit années de santé très passable.

Le tableau ci-dessus, auquel on pourrait reprocher de ne pas contenir le même nombre de malades de chaque catégorie, montre à la fois la possibilité d'avoir pendant dix et douze ans de la dyspepsie ou de la gastralgie sans être anémique, et la possibilité de le devenir ou bout d'une année de cette maladie.

Il montre aussi avec quelle facilité nous avons admis, chez plusieurs malades, des causes d'anémie étrangères à la dyspepsie, puisque plusieurs dyspeptiques ont traversé ces causes sans devenir anémiques.

Ce sont deux preuves nouvelles des difficultés de l'étiologie ; aussi regrettons-nous vivement de ne pouvoir éclairer celle de l'anémie produite par la dyspepsie, l'appétit étant conservé et les digestions seulement lentes et douloureuses.

Nous répéterions volontiers avec M. le professeur Andral : « Nous savons si peu par quelle force s'accomplit la chymification, qu'il ne nous est pas possible d'apprécier toutes les causes qui l'empêchent de s'opérer » (1); et il en est de même de la chylification.

Un médecin distingué des hôpitaux de Paris,

---

(1) Andral. *Clinique méd.*, 1834, t. II. p. 206.

M. Nonat, a insisté sur l'importance de savoir, lorsque l'anémie et la gastralgie existent en même temps, lequel des deux états morbides a engendré l'autre (1). La question n'est pas toujours facile à résoudre : selon la remarque de M. Potain (2), l'anémie peut dominer les autres accidents, l'affection primitive restant obscure. La dyspepsie, exagérée à son tour par l'anémie qu'elle fait naître, enferme l'économie dans un cercle vicieux d'où elle ne peut plus sortir que par un traitement énergique.

Voyons, d'après les faits, si les eaux de Plombières remplissent ces conditions.

XXXVIIIe Observation.

« Gastralgie chronique, ayant succédé à une anémie pour laquelle il a suivi un traitement prolongé. Envoyé une fois à Amélie-les-Bains, en 1862, seconde saison d'été, M. L... (3 n'a éprouvé que fort peu d'amélioration. »

Date de l'invasion, 1860.

Traitements antérieurs : Lactate de fer et quassia amara.

---

(1) A. Nonat, *Traité des Dyspepsies*, Paris, 1862 ; p. 111.

(2) *Dict. encycl. des Sciences médicales*, t. IV, Paris, 1866 ; p. 369, art. *Anémie.*

(3) Chef de manutention, 40 ans, tempérament bilioso-sanguin, constitution forte.

Traitement thermal :

Bains	21
Douches écossaises. .	15
Douches ascendantes .	3

État du malade à sa sortie de l'hôpital thermal: Les intermittences de constipation et de diarrhée ont disparu. Plus de gonflement à l'épigastre, ni de ballonnement du ventre. Digestions bonnes, mais persistance de la céphalalgie et des vertiges, le soir.

Effets consécutifs : « Amélioration sensible, les vertiges et la céphalalgie ont disparu, les forces sont revenues et le malade a pu reprendre et accomplir toutes ses obligations pendant l'année qui vient de s'écouler. »

Cette observation nous rappelle celle qui est inscrite sous le n° XIV (dyspepsie chronique et gastro-entéralgie). Ne pourrait-on pas donner à toutes deux le même titre : *vertigo à stomacho læso?*

L'observation XXXIX (névropathie, gastralgie, anémie) et plusieurs autres semblables seraient aussi bien placées dans le second paragraphe (1) du premier chapitre, que dans celui-ci.

---

(1) Dyspepsie chez des malades névropathiques et anémiques.

XXXIXe Observation.

C..., gendarme (32 ans, tempérament lymphatique-nerveux, constitution moyenne).

Certificat d'envoi aux eaux : « Gastralgie compliquée d'une névropathie générale, et d'un certain degré d'anémie. Cette affection, qui date de deux ans, a été traitée par les antispasmodiques e toutes sortes, les bains salés, etc. Une amélioration notable a suivi ce traitement, qui serait heureusement complété par les eaux de Plombières. »

A son arrivée à l'hôpital thermal, le malade, qui a déjà fait une saison à Amélie-les-Bains (1863), se présente dans l'état suivant : Peu d'appétit, douleurs à l'épigastre après les repas, sans ballonnement ni régurgitations. Constipation. Anémie. Névralgie intercostale.

C... nous raconte qu'en décembre 1861, il a été pris de sueurs profuses qui ont duré trois mois, et à la suite desquelles il a éprouvé une grande faiblesse, des maux d'estomac, avec bouffées de chaleur à la tête, étourdissements, essoufflement et palpitations dès qu'il voulait monter un escalier ou courir.

Traitement thermal :

Bains.	22
Douches Tivoli	15
Douches ascendantes.	6

Eaux savonneuse, ferrugineuse et des Dames en boisson.

État du malade à sa sortie de l'hôpital thermal: Amélioration générale.

Effets consécutifs : « Gastralgie guérie, encore quelques points douloureux névralgiques, de temps en temps. »

XLe Observation.

« Gastralgie ancienne et rebelle aux divers traitements les plus rationnels, mais considérablement améliorée par l'usage des eaux de Vichy pendant trois ans, et particulièrement par celles de Plombières, l'année dernière. » 1866.

M. X..., officier de cavalerie (39 ans, tempérament nervoso-bilieux, constitution forte), était arrivé à l'âge de 28 ans sans avoir jamais eu d'autre maladie qu'une rougeole, dans son enfance, lorsqu'il commença (1854) à souffrir de l'estomac. Il y éprouvait, une heure, deux heures après le repas, un sentiment de pesanteur, de durée variable, selon les aliments ingérés et les conditions morales du moment; en même temps, pyrosis très fort. Environ une heure et demie avant le repas, malaise général, sensation de faiblesse jusqu'à ce que M. X... se mît à table. Appétit excellent; pas de constipation.

En 1854 et 1855, voyages à Vichy : bons effets immédiats, mais peu soutenus. En 1856, les eaux sont mal supportées et le médecin en chef l'engage à ne pas en prolonger l'usage.

Plusieurs médecins, réunis en consultation, prescrivent le quassia amara et le sous-nitrate de bismuth. Ils ne produisent aucun effet, et le malade, découragé, ne veut plus rien essayer.

Après la campagne d'Italie, en 1859, M. X... est envoyé à Rome, qu'il habite encore (1865), et où il a eu recours, toujours inutilement, à l'électricité et à l'hydrothérapie.

Arrivée à Plombières (1865) : Grande surexcitation nerveuse. Moral frappé par la perte de plusieurs parents, surtout d'un frère, mort de paralysie générale progressive, maladie dont il croit reconnaître les symptômes chez lui-même. Douleurs névralgiques erratiques dans tout le corps : névralgie intercostale et sciatique gauche très prononcées. Palpitations fréquentes. La pesanteur à l'épigastre a été remplacée par une véritable douleur; pyrosis,

Traitement thermal :

Bains. 22
Douches Tivoli 3
Douches écossaises. . . 13

Eau de Bussang, avec le vin, aux repas.

Départ, état stationnaire ; toujours une grande faiblesse.

Six semaines après, retour à Rome. Un court séjour permet à M. X... d'échapper à l'influence pernicieuse du climat, qu'il accuse de déterminer chez lui une véritable prostration. L'hiver (1865-66) passé dans une ville, très saine, du midi de la France, a été excellent et le pyrosis n'a jamais reparu.

Cette année, 1866, il y a un peu d'oppression et d'essoufflement après les repas, dans les plus mauvais jours. La névralgie intercostale a disparu, mais nous constatons l'existence d'une sciatique double.

A la fin de la cure, composée de :

Bains. 20
Douches Tivoli . . . 10
Douches écossaises. . 5
Bains russes. 6

Eau ferrugineuse, et eau de la source des Dames, refroidie, à l'intérieur, la digestion s'accomplit souvent sans pesanteur à l'épigastre, ni essoufflement, ni oppression. Les douleurs sciatiques sont remplacées par de la raideur et de la gêne dans les mouvements. Amélioration très notable.

Effets consécutifs, 1er mars 1867 : « Amélioration dans les digestions, grâce aux eaux de Plombières, et à un régime sévère. »

Fidèle à nos sources, M. X... y est revenu, en ville, en 1867 et 1868 : il est gastralgique de temps en temps, l'anémie et la sciatique double sont d'une grande ténacité. Nous pensons cependant qu'avec une bonne hygiène, il peut guérir.

XLIe Observation.

M. R..., aide-commissaire de la marine (35 ans, tempérament nervoso-bilieux, constitution bonne).

« Gastralgie et anémie contractées en Cochinchine, de 1863 à 1864, et compliquées, à cette époque, de dysenterie. M. R... a été envoyé, en 1864, à Plombières : il y a éprouvé une amélioration très notable, mais son anémie et sa gastralgie ont reparu dans ces derniers mois, avec une intensité nouvelle, et ont résisté aux traitements qu'on a dirigés contre elles. »

Arrivée à l'hôpital thermal, 15 juin 1867 : névralgie du membre thoracique droit. Appétit nul. Digestions lentes, accompagnées d'émission de gaz par le rectum ; gonflement à l'estomac après les repas. Faiblesse générale. Palpitations fréquentes, souffles anémiques.

Indépendamment d'une cure à Plombières, en 1864, M. R... a essayé des bains sulfureux, de l'eau de Vichy, du vin de quinquina, du sulfate de quinine.

Cure en 1867 :

Bains.	17
Bains russes	8
Douches Tivoli . . .	2

Résultat immédiat : Appétit meilleur. Digestions plus faciles, accompagnées de moins de gonflement et de moins de gaz. Palpitations plus rares, anémie moins prononcée.

Effets consécutifs : « L'amélioration s'est bien maintenue ; » nous pouvons ajouter, même jusqu'au 9 septembre 1868.

XLIIe Observation.

« Anémie, suite de gastralgie. Cette affection qui semble avoir revêtu, au début, une forme un peu éloignée de celle qu'elle présente aujourd'hui, a été enrayée par les toniques de toute nature, mais elle semble arrivée à un point où les médications ne peuvent plus rien pour achever la guérison, par suite d'un état nerveux assez prononcé que l'usage des eaux pourra faire disparaître. »

F..., gendarme (39 ans, tempérament nerveux, constitution bonne), a commencé par éprouver, il y a deux ans, des douleurs névralgiques dans la poitrine : en même temps, constipation et digestions parfois mauvaises.

La fatigue exerce une grande influence sur la douleur, bornée maintenant au creux épigastrique, et plus vive avant les repas qu'après l'ingestion des aliments. Cependant l'appétit est presque nul : la constipation persiste. Palpitations et essoufflement dès qu'il marche un peu vite, ou monte un escalier. Forces diminuées.

Traitement thermal :

Bains	18
Douches en couronne .	6
Douches écossaises. . .	16
Douches ascendantes. .	11

Eau ferrugineuse, et eau de la source des Dames, d'abord refroidie, puis à sa température native.

État du malade à son départ : Appétit bon,

beaucoup moins de douleur à l'épigastre; constipation disparue. Anémie moins prononcée, forces revenues. En un mot, amélioration.

Indication des effets consécutifs : « Il y a quelques semaines, l'état général du sieur F... était excellent : l'appétit était revenu et avec lui l'embonpoint et les forces. Plus de douleurs épigastriques ni d'essoufflement. Le gendarme F... pouvait donc être considéré comme parfaitement guéri de l'affection qui avait motivé son envoi aux eaux de Plombières. Mais le 26 décembre dernier, il fit une chute de cheval.... hémorrhagie par le conduit auditif externe gauche.... commotion cérébrale, hallucinations, délire.... Aujourd'hui F... est à peine dans d'aussi bonnes conditions que celles qui l'ont fait envoyer à Plombières en 1867. » 17 février 1868.

Il est heureux que le médecin qui a rédigé cette note ait pris la peine d'entrer dans tous ces détails, au lieu de se borner à indiquer simplement l'état de F... Au point de vue de la thérapeutique hydro-minérale, le seul qui nous occupe, cette observation laisse peu à désirer.

Les vomissements, qui ont marqué le début de la maladie, dans les observations XLIII, XLIV et

XLV, avaient persisté chez les malades auxquels se rapportent les deux dernières. B... (observation XLIII) a fait deux saisons (1867 et 1868), aussi ignorons-nous les effets consécutifs de la seconde cure ; nous les souhaitons pareils à ceux de la première. Nous ne saurions concevoir les mêmes espérances au sujet de K...(observ. XLV), chez lequel nous avons constaté l'existence d'une tumeur abdominale.

Quant au nº XLIV, nous n'en avons pas reçu de nouvelles.

XLIIIe Observation.

« Gastralgie chronique, affection qui a nécessité de nombreux traitements à l'hôpital, et ne s'est améliorée que sous l'influence des eaux transportées de Vichy. »

B..., aide contre-maître de la marine (42 ans, tempérament sanguin-bilieux, constitution bonne), a joui d'une santé excellente jusqu'au mois de juillet 1866. Un dimanche, à la promenade, B... fut pris de vomissements bilieux, six heures après un dîner très modeste : depuis deux heures, il éprouvait une douleur violente à l'estomac. On administra un émétique, puis on appliqua des vésicatoires morphinés, et la douleur diminua de jour en jour. Une semaine écoulée, le malade, ne souffrant plus du tout, retournait à l'atelier.

Quelques jours après, la douleur éclate de nouveau : nouvelle suspension de travail. Au milieu d'alternatives continuelles de bonne et de mauvaise santé, B... était resté trois mois malade, chez lui ou à l'hôpital, lorsqu'il est arrivé à Plombières. Dans une des crises les plus fortes, il y avait eu ictère et hématurie, sans vomissements ; on a cherché inutilement des calculs hépatiques dans les selles.

Traitements antérieurs : Vésicatoires, pepsine, magnésie anglaise et eau de Vichy.

Première visite : Amaigrissement notable. L'appétit est bon, mais B... ne le satisfait pas, à cause des douleurs intenses qui se manifestent ordinairement quatre heures après les repas, et durent plus ou moins longtemps. Vomissements rares; émission de gaz par la bouche. Constipation. Palpitations fréquentes; souffles anémiques. La percussion de l'abdomen ne détermine aucune douleur, et les organes qu'il renferme occupent leurs limites normales. Mains et pieds souvent froids. Sensibilité conservée.

Traitement thermal : Bains, 14; bains russes, 8;

douches en couronne, 3; douches écossaises, 15.

Au départ, l'embonpoint est revenu. B... satisfait son appétit, sans être arrêté par les douleurs signalées à son arrivée, tant elles sont devenues courtes et faibles. Renvois rares; constipation disparue. Les palpitations ont cessé et sont remplacées, de loin en loin, par des battements épigastriques. Bruits anémiques, au cœur et aux carotides, douteux. Amélioration très notable.

Le 1er mars 1868, on constate qu'elle s'est maintenue, et le 15 mai suivant B... nous le confirme lui-même.

Il n'a pas vomi une seule fois depuis la première cure : les digestions sont faciles et rarement accompagnées de rapports. La constipation n'est pas revenue.

Il se croyait guéri, quand un abaissement subit de température, le 9 et le 10 juin, a ramené de la douleur après les repas et de la lenteur dans les digestions.

Déjà, l'an dernier, nous avions noté l'influence du temps sur ce gastralgique : le beau et le sec lui sont favorables, le froid et l'humide entièrement contraires.

Le traitement hydro-minéral, le même qu'en 1867, ne présente aucun incident, et à l'issue de la saison, 15 juin 1868, B... se trouvait dans un état de santé des plus satisfaisants.

XLIVe Observation.

« Gastralgie chronique, se manifestant par des vomissements d'aliments non digérés. Traitée infructueusement par des vésicatoires simples ou additionnés de morphine, le tartre stibié, la liqueur de Fowler, l'hydrochlorate de morphine à l'intérieur. »

Le début, lent, remonte à dix-huit mois : d'abord quelques douleurs gastralgiques, fugaces, revenant au bout de six jours, huit jours, quinze jours et accompagnées de vomissements : puis, ces crises sont devenues de plus en plus fréquentes malgré les traitements déjà indiqués.

Telle est aujourd'hui la situation de G..., cavalier (34 ans, tempérament lymphatico-nerveux, constitution moyenne) : langue blanche, appétit médiocre. Il vomit souvent son repas entier, un quart d'heure, une demi-heure et même tout de suite après. Il est constipé, se sent faible, est sujet aux palpitations, et présente les signes de l'anémie. L'épigastre est douloureux à la pression et quelquefois spontanément. On constate une hyperesthésie très prononcée de la peau de l'abdomen.

A la suite du traitement thermal (bains 13, douches en couronne 5, douches écossaises 12, douches ascendantes 12, eau des Dames refroidie aux repas), l'appétit est bon, la langue naturelle; les vomissements, très rares, composés de deux ou trois gorgées d'aliments, ont lieu, au plus tard, un quart d'heure après le repas. La douleur à l'épigastre est moins marquée, l'hyperesthésie, très diminuée. Les forces sont en grande partie revenues et G... ne parle plus de ses palpitations. La constipation seule persiste.

XLVe Observation.

« Gastralgie chronique. Cette affection date d'un an et demi, et a nécessité en tout 156 journées d'hôpital.»

Moyens de traitement employés antérieurement: 9 vésicatoires morphinés, un cautère, sirop de Peyrilhe, pepsine, iodure de fer, fer réduit, laudanum (2 gouttes à chaque repas), laxatifs, purgatifs, douches froides, eau de la Grande-Grille (Vichy) transportée.

C'est au mois de janvier 1866, dans un effort violent nécessité par un travail pénible, que K..., ouvrier des constructions navales (36 ans, tempérament bilioso-nerveux), a éprouvé pour la première fois des vomissements.

Depuis cette époque, il n'a jamais passé plus de quinze jours sans en avoir, si ce n'est après l'usage des eaux de la Grande-Grille, qui a été suivi de cinq semaines sans vomissements.

Première visite (15 août 1867) : Appétit bon. Aucune douleur à l'épigastre. Névralgie intercostale, au niveau de la sixième côte. Vomissements fréquents et bizarres : ainsi, K... a déjeûné et dîné sans vomir, après souper l'estomac gardera les deux derniers repas et rejettera le premier. Les vomissements sont formés des aliments ; à leur passage à la bouche ils en rappellent le goût, et n'ont pas encore subi le travail de la digestion. Jamais d'aigreurs. Ventre dur et très tendu. Constipation opiniâtre. Hyperesthésie cutanée de la région abdominale. Anémie. Transpiration normale.

Traitement thermal :

Bains	14
Douches Tivoli . . .	4
Douches écossaises. .	23

Départ de Plombières : Les vomissements sont plus rares, et fournis maintenant par le dernier repas, dont les matériaux ont subi un commencement de digestion. La constipation a cessé. Le malade a beaucoup plus de forces, l'anémie tend à disparaître, et l'hyperesthésie de l'abdomen est très peu marquée.

Effet consécutif des eaux, 1er mars 1868 : « Très grande amélioration. »

Le 15 juin 1868, nous voyons revenir le malade. Il nous rapporte que pendant les quatre mois qui ont suivi son départ de Plombières, il n'a pas vomi une seule fois. Puis, les vomissements ont reparu peu à peu, mais ils sont loin d'être aussi fréquents qu'ils l'étaient.

Sous l'influence d'une seconde cure, qui n'a offert aucun incident remarquable, les vomissements se sont de nouveau éloignés. Cependant, nous n'osons présager un résultat aussi heureux que la première fois, car on sent dans l'abdomen une tumeur profonde, dont il n'est pas possible de préciser la nature, et qui commande une grande réserve dans le pronostic. Cette tumeur n'existait pas en 1867, ou, si elle existait déjà, elle avait échappé à notre attention.

Des palpitations ont inauguré la série des accidents gastralgiques chez D... (observation XLVI) et R... (observation XLVII). Elles ont même été assez fortes chez D... pour qu'un médecin ait diagnostiqué une péricardite : cette divergence d'opinion n'a pas empêché un bon résultat, et c'est l'essentiel. Nous ignorons les effets consécutifs de la cure chez l'autre malade, R., libéré du service.

XLVIe Observation.

D..., gendarme, 37 ans (tempérament nervoso-sanguin, constitution bonne).

Certificat d'envoi aux eaux : « Gastralgie ayant débuté depuis le mois d'août dernier, et ayant résisté à différents moyens employés par le médecin de la résidence du malade. » 1864.

Des palpitations, la nuit, ont été le premier symptôme chez ce gendarme, qui avait eu de fréquentes émotions causées par des incendies attribués à la malveillance. En même temps, perte de l'appétit, gonflement considérable de l'épigastre après les repas, avec sentiment de brûlure intérieure et constipation. Aucune douleur dans les membres.

Une grande sensibilité de la région épigastrique, à la moindre pression, d'où le besoin de desserrer les vêtements au niveau de cette région, une langue violacée et des bruits de souffle anémique complètent l'état du malade à son entrée dans nos salles (15 juillet 1864).

La saison terminée (bains 15, douches en couronne 16, bains russes 4, verres d'eau minérale 43), les palpitations étaient très rares, D... boutonnait facilement ses habits, n'éprouvait plus de gonflement après les repas; on pouvait appuyer, avec assez de force, sur l'épigastre, sans déterminer de souffrance. D... mangeait bien, et la constipation avait disparu. En un mot, résultat immédiat très satisfaisant.

Le plus curieux dans l'histoire de ce malade, c'est qu'il nous apporte l'année suivante ce certificat :

« Depuis un an, douleurs dans la région du cœur, par suite de péricardite, lesquelles douleurs sont moins fortes depuis la saison faite l'an dernier à Plombières. »

Avons-nous donc méconnu la péricardite en 1864? Malgré l'examen le plus attentif pratiqué par nous, et par un de nos malades, savant médecin en chef de la marine à Rochefort, nous n'avons pu trouver trace de péricardite, en 1865. Les traitements antérieurs, sangsues, vésicatoires, digitale, toniques, poudres absorbantes, purgatifs, etc., ne jugent pas la question.

Toujours est-il que D... fait son service, sans interruption, depuis le retour de Plombières. Le gonflement à l'épigastre n'a pas reparu, le malade souffre encore de la présence des gaz, dont l'expulsion est suivie de soulagement.. Les palpitations ne sont pas revenues, et l'anémie n'existe plus. La constipation s'est montrée de nouveau, il y a plusieurs jours. Névralgie intercostale.

La cure de 1865 se compose de 22 bains, 10 douches Tivoli, 6 bains russes et 89 verres d'eau de la source des Dames.

Au départ, D... n'éprouve plus aucune douleur névralgique, la pneumatose ne révèle plus son existence, la constipation a de nouveau cessé.

Le malade peut se féliciter des effets consécutifs, 1er mars 1866 : « état de santé qui lui permet de se passer d'une nouvelle saison. »

XLVIIe Observation.

R..., maître de manœuvres de la marine (50 ans, tempérament sanguin-nerveux, constitution forte).

Certificat d'envoi aux eaux : « Gastralgie chronique dont l'origine remonte à huit années. Traité par les alcalins, il en a obtenu un soulagement marqué. R... n'a pas encore été envoyé aux eaux thermales. »

Traitements antérieurs : Purgatifs, paquets de magnésie et de rhubarbe, eau de Seltz, eau de Vichy.

La maladie a commencé par des palpitations après les repas, pendant plusieurs heures quelquefois, et très fortes; en même temps, barre horizontale à l'épigastre, gênant le malade pour respirer : au bout de deux ou trois heures tout rentrait dans l'ordre. Rapports âcres, vomissement de matières non digérées. Depuis, alternatives de calme complet, pendant lesquelles il mange et digère bien, et de souffrances, alors : vomissements, beaucoup plus rares qu'au début, barre à l'épigastre, moins forte, et quelques palpitations. La maladie s'est pour ainsi dire usée. Il y a du gonflement à l'épigastre, chaque fois que l'estomac redevient malade. La transpiration a notablement diminué depuis plusieurs années.

État actuel : Fonctions digestives régulières, avec peu d'appétit et de la constipation. Céphalalgie fréquente. Langue blanchâtre. Anesthésie à la cuisse gauche. Hyperesthésie en quelques points du corps. Anémie.

Le traitement thermal : Bains, 11; douches en couronne, 6; douches écossaises, 15, a été suivi d'amélioration. La céphalalgie et l'anesthésie ont diminué, ainsi que l'anémie. Plus d'hyperesthésie nulle part. Appétit bon, constipation disparue, retour des forces et de la transpiration.

R..., ayant quitté le service, n'a pu être visité au printemps de l'année suivante.

Les malades désignés sous les n°s XLVIII, XLIX, L, LI, ont été considérés à la fois comme gastralgiques et dyspeptiques : nous avons déjà rencontré plusieurs fois (observations XIII, XXVI et XXXIV) les deux maladies signalées chez le même individu. Nous nous le demandons encore, où commence l'une, où finit l'autre; quels symptômes appartiennent à la première, quels autres à la seconde?

Gastralgie, dyspepsie, isolées ou réunies, c'est toujours la même maladie, seulement tantôt il y a de la douleur, tantôt il n'en existe pas.

La présence ou l'absence de ce symptôme ne suffit pas pour constituer une espèce pathologique distincte, comme l'a prouvé M. Hédouin à la Société d'hydrologie (1), et c'est avec regret que nous nous séparons ici du savant président

---

(1) *Annales de la Soc. d'hydr. méd.*, t. XII, p. 174.

de cette société, M. Durand-Fardel, qui établit une démarcation formelle entre la gastralgie et la dyspepsie (1). Il affirme celle-ci toujours asthénique par elle-même, et la gastralgie toujours sthénique, double assertion dont nous trouvons la réfutation sous la plume d'un homme dont l'expérience peut être opposée à la sienne, M. Fleury (2), et dans l'ouvrage d'un maître. « Chez les goutteux, les scrofuleux, les dartreux, chez les femmes atteintes d'affections de la matrice, la gastro-entéralgie est tantôt asthénique, tantôt sthénique » (3), a écrit M. Tardieu. L'éminent professeur comprend sous le nom de gastro-entéralgie « toute névrose caractérisée essentiellement par diverses perturbations ou altérations de la sensibilité, de la contractilité, et, en un mot, de toutes les fonctions propres de l'estomac et des intestins, » par conséquent la dyspepsie ou la gastralgie.

On se plaint de la confusion qui règne dans les esprits, au sujet de la *double notion* de la dyspepsie et de la gastralgie, mais la confusion vient préci-

(1) *Ann. Soc. hydr.*, p. 51 et suiv.

(2) *Moniteur des hôpitaux*, t. III (1855), p. 83.

(3) *Manuel de pathologie et de clinique médicales*, Paris, 1866, p. 488.

sément de ce qu'on a vu deux maladies au lieu d'une seule. A cet égard, les auteurs classiques se divisent en deux catégories. Les uns, reconnaissant que presque tous les symptômes attribués à la dyspepsie et à la gastralgie peuvent se rencontrer successivement ou en même temps chez le même individu, considèrent une seule maladie et l'appellent dyspepsie (Cullen, Beau, Chomel, Nonat), gastralgie (Barras, Valleix, Hardy et Béhier), gastro-entéralgie (Jolly, Tardieu). Les autres, Grisolle, Monneret, veulent décrire deux maladies. Comment y arrivent-ils?

M. le professeur Grisolle, traçant l'histoire de la dyspepsie, dit (1) : « La dyspepsie est distincte de la gastralgie, bien que les deux maladies puissent exister ensemble. La gastralgie se distingue en effet par des douleurs vives, revenant par crises, et qui sont soulagées souvent par la pression, ainsi que par l'ingestion des aliments. » Mais, à la page précédente nous avons lu, à propos de la dyspepsie, « la souffrance, quoiqu'à peu près habituelle, présente néanmoins beaucoup d'alternatives ; enfin souvent il y a des intermittences plus ou moins longues, » et, au commen-

(1) *Traité de pathologie interne*, 9e édit., 1865, p. 908.

cement des symptômes, nous avons remarqué cette phrase : « Quelquefois cet état se complique de douleurs vives à l'estomac, de cardialgie, de battements incommodes (*dyspepsie névralgique*). » Nous ne pouvons donc pas compter beaucoup sur les crises et les douleurs, comme moyens de diagnostic différentiel.

Les effets produits par la pression exercée sur l'épigastre, et par l'ingestion des aliments, nous seront-ils d'un plus grand secours? Parcourons l'article consacré à la gastralgie, nous y trouvons (page 745) : « La pression exercée méthodiquement, progressivement, sans secousses, avec la paume de la main appliquée sur l'épigastre, calme le plus souvent les douleurs, mais non pas toujours ; le contraire a même lieu quelquefois ; » et, au bas de la même page, dans « ce qu'on pourrait appeler la forme chronique de la maladie, les malades éprouvent du côté de l'estomac un état presque continuel de souffrance : ce sont des pesanteurs, des tiraillements ou des crampes ; ces sensations pénibles peuvent survenir quand le malade est à jeun, et se calmer par l'ingestion des aliments ; il est beaucoup plus fréquent de les voir naître ou s'exaspérer immédiatement après le repas, ou bien une ou trois heures après. »

Nous ne poursuivrons pas davantage ce parallèle, et nous ne pouvons nous empêcher de regretter que l'étude de la dyspepsie et de la gastralgie n'ait pas amené M. le professeur Grisolle à une conclusion semblable à celle qu'il énonce (1) relativement à la chlorose et à l'anémie : « Ce ne sont pas deux maladies distinctes, nous ne saurions voir entre elles aucune différence capitale. » Nous avons déjà abusé des citations, aussi nous bornerons-nous, pour le *Traité de pathologie interne* de Monneret, à faire observer que ce professeur a indiqué comme synonyme de la gastralgie la cardialgie, et comme synonymes de la dyspepsie la cardialgie et la gastralgie (2). N'est-ce pas un des meilleurs arguments à proposer, en faveur de l'opinion que nous soutenons, de l'identité des deux maladies ?

Nous n'en ajouterons qu'un seul. Le professeur Chomel, qui, en 1850 (3), dans ses leçons cliniques, engageait les élèves à « bien se garder de confondre les troubles digestifs, dont l'ensemble constitue la dyspepsie, avec la gastralgie, si bien décrite par Barras, » Chomel, disons-

(1) Même ouvrage, t. I, p. 222.
(2) Voy. t. Ier, p. 503 et 517.
(3) *Union médicale*, 1850, p. 117.

nous, ne pensait plus de même en 1857, et dans le *Traité des dyspepsies* la dyspepsie gastralgique a remplacé la gastralgie.

Continuons maintenant l'exposé des observations sur lesquelles s'appuie notre opinion.

XLVIIIe Observation.

F..., chasseur à cheval (26 ans, tempérament lymphatico-nerveux, constitution bonne).

Certificat d'envoi aux eaux : « Gastralgie, avec gonflement considérable à la région épigastrique et dyspepsie. Cette affection a été traitée, sans succès, à l'hôpital par les moyens ordinaires. »

Au début, il y a deux ans, F... était pris de vomissements lorsque son cheval trottait. Aussi l'exemption de service a-t-elle été plus efficace que les sangsues, ventouses scarifiées, frictions irritantes et tisanes amères.

Ici, la cause toute mécanique des vomissements, qui doit être comparée aux effets de l'escarpolette ou du mal de mer, nous a empêché de rapprocher ce malade de ceux désignés sous les numéros XLIII, XLIV et XLV et chez lesquels il n'était pas possible de supprimer, à volonté, les vomissements.

État du malade à son arrivée à l'hôpital thermal : Pas d'appétit, langue ardoisée, gonflement considérable à l'épigastre; constipation; battements épigastriques; pesanteur à l'estomac, surtout après les repas ; forces générales diminuées. Essoufflement en montant les escaliers; souffle un peu rude, au cœur (1er temps) et dans les carotides.

Traitement thermal :

Bains.	22
Douches Tivoli . . .	9
Douches écossaises .	14

État du malade à sa sortie de l'hôpital thermal : Appétit bon, langue bonne; gonflement à l'épigastre diminué; la constipation n'existe plus; battements épigastriques moins forts; beaucoup moins de pesanteur à l'estomac; forces revenues; plus d'essoufflement en montant les escaliers; bruits anémiques moins marqués. Amélioration notable.

Effet consécutif : « Guérison presque complète. »

XLIXe Observation.

M. L..., Administration de la Marine (42 ans, tempérament bilieux, constitution forte).

Certificat d'envoi aux eaux : « Gastralgie et dyspepsie anciennes avec état nerveux général. Un traitement hydrothérapique, suivi dans ces derniers temps, a déjà notablement amélioré l'état du malade, mais les eaux de Plombières nous paraissent devoir produire un résultat curatif plus complet. » 1866.

Le début remonte à dix-sept ans, après un ictère. Celui-ci a duré dix-huit mois; pendant les douze premiers, vomissements incessants. M. L... travaillait beaucoup, et indépendamment de ses fonctions au port de..., il avait un autre emploi qu'il remplissait matin et soir, en ville. Néanmoins, pendant sept ou huit années sa santé a été passable, et, il y a trois ans seulement que, pris d'une diarrhée très intense, on lui a donné une mixture d'éther, de menthe et de laudanum qui a arrêté la diarrhée, mais occasionné des maux d'estomac, lesquels n'ont jamais disparu. Il y a sept mois, entrée à l'hôpital pour des vomissements qui duraient depuis deux mois et ont persisté six ou sept semaines. En même temps, douleurs très vives à l'estomac, après les repas, et constipation ; lassitude et faiblesse générales. Traitement : Hydrothérapie, eau de menthe, noix vomique.

État du malade à son arrivée à l'hôpital thermal : Douleurs très vives à l'estomac, deux, trois et quatre heures après le repas, pendant une demi-heure, une heure, rarement davantage. Appétit bon. Constipation. Lassitude et faiblesse générales.

Traitement thermal :

Bains.	26
Douches Tivoli . . .	3
Douches écossaises. .	14

Eau des Dames et eau savonneuse à l'intérieur.

État du malade à sa sortie de l'hôpital : Les douleurs après les repas ont disparu, mais la région épigastrique est toujours douloureuse à la pression. Constipation persistante. Forces revenues. Amélioration.

Effets consécutifs : « L'amélioration obtenue par le traitement thermal s'est maintenue. »

Nous avons le plaisir de le vérifier nous-même, l'été suivant. « Dyspepsie et faiblesse générale, » porte le nouveau certificat individuel (1867).

Vingt-quatre bains, deux douches Tivoli et vingt douches écossaises, l'eau de la source des Dames, refroidie, aux repas, sont pris avec succès et le malade nous quitte dans cet état : Amélioration très notable de la dyspepsie. La faiblesse a entièrement disparu.

Effets consécutifs : « L'amélioration constatée à Plombières se continue. »

En 1866, M. L... était déclaré gastralgique et dyspeptique; en 1867, dyspeptique seulement. C'étaient toujours les mêmes symptômes, mais notablement amendés.

L^e Observation.

C..., garde de Paris (38 ans, tempérament bilieux, constitution forte), est un exemple de malade gardé par commisération.

Certificat d'envoi aux eaux : « Gastralgie avec dyspepsie flatulente; traité au Val-de-Grâce par antispasmodiques variés, a souvent des vomissements. »

Date de l'invasion, 1850.

Traitements antérieurs : Vésicatoires, potions calmantes, préparations arsenicales.

État du malade à son arrivée à l'hôpital thermal : Gastralgie, avec dyspepsie flatulente : présomption d'affection organique, d'après le caractère des vomissement.

Traitement thermal :

Bains. 6

Douche. 1

Eau de Soultzmatt, aux repas.

État du malade à sa sortie de l'établissement : Malgré trois jours de repos à l'arrivée, C... a vomi dès le second bain, et il n'en a pris que six pendant tout le mois qu'il a passé à Plombières. Les vomissements se montraient après chaque nouvelle tentative de bain, et l'eau de chaux, seule, pouvait les arrêter. Les matières vomies étaient de couleur brune. État stationnaire.

Nous ne connaissons pas les effets consécutifs de la cure, — selon l'expression habituelle, — mais, bons ou mauvais, nous ne pourrions les attribuer aux six fractions de bain prises par C..., qui a d'ailleurs fait usage de médicaments pendant toute la saison.

LIe Observation.

P..., soldat d'infanterie (31 ans, tempérament lymphatico-bilieux, constitution moyenne).

Certificat d'envoi à l'hôpital thermal : « Gastralgie, affection qui a résisté aux traitements ordinaires. » 1866.

Cet homme est, en outre, porteur du certificat individuel qui relate l'histoire de sa dernière cure à Vichy, en 1865. Cette pièce est ainsi conçue : « Gastralgie et dyspepsie anciennes, a fait usage des eaux de Vichy, troisième saison 1864, a obtenu une amélioration sensible, a besoin d'une nouvelle saison. » 6 mars 1865.

Notre collègue de Vichy a écrit : « Gastralgie, dyspepsie et anémie. Un verre par jour à la source de l'hôpital, bains 8 (1), 36 jours de séjour, amélioration nulle. 13 juillet 1865. »

Effets consécutifs: « Faible amélioration, 24 mars 1866. »

Le malade nous raconte qu'il y a trois ans, peu de temps après un traitement spécifique, et à la suite de grands chagrins, il a éprouvé des douleurs violentes à l'estomac, avec dégoût pour les aliments et vomissements qui étaient suivis de soulagement. A peine avaient-ils eu lieu, que P... éprouvait de la faim, mais il n'osait pas la satisfaire : il était très altéré. A l'hôpital on lui a donné de l'iodure de potassium pour sa gastralgie, affirme-t-il, pas d'aggravation, ni d'amélioration ; nous avons parlé plus haut des deux envois à Vichy.

Hérédité inconnue ; pas de matité, nulle part. Les vomissements renferment quelquefois des aliments ingérés deux ou trois jours auparavant;

(1) Ils ont amené des hématémèses.

d'autres fois ils sont noirs et ressemblent à du marc de café. Oppression et gonflement après les repas; point de toux. Quelquefois expulsion de véritables bouffées de sang, non précédées d'efforts pour vomir.

Nous inscrivons : Gastralgie, présomption d'ulcère simple de l'estomac. Constipation.

Traitement thermal : 11 bains, 5 douches en couronne, 13 douches écossaises, 4 étuves en boîte, eau savonneuse aux repas.

P... se trouve bien des étuves en boîte, indiquées par une diminution de la transpiration qui a coïncidé avec une recrudescence antérieure de la maladie, mais il se loue surtout des douches écossaises.

Pendant la cure, deux hématémèses seulement.

Lorsqu'il nous quitte, les digestions sont bien meilleures : il y a encore de la constipation.

Au premier mars 1867, on décrit ainsi la position du malade : « État général meilleur. Les digestions sont bonnes, et la constipation est bien diminuée. »

L'été, P... est au nombre des malades composant la troisième saison (1). Il est moins bien

---

(1) Certificat d'envoi : « Gastralgie, affection pour laquelle il a fait usage des eaux de Plombières, première saison 1866;

qu'au 1er mars, car il a encore des vomissements précédés d'aigreurs et de renvois ; il se plaint de gonflement et de douleur après les repas. Salive abondante et mousseuse ; gorgées d'eau insipide remontant de l'estomac dans la bouche. Retour de la constipation. Les vomissements et les hématémèses sont beaucoup plus rares qu'avant l'usage des eaux.

Cette année, nous lui ordonnons : Bains, 11 ; douches écossaises, 21 ; douches ascendantes, 10 ; eau savonneuse, avec le vin, aux repas.

Le résultat immédiat est une amélioration générale, qui, le 1er mars 1868, était devenue une « guérison, » inespérée, nous l'avouons sans peine. C'est un des plus beaux cas que nous ayons enregistrés dans notre pratique à Plombières.

LIIe Observation.

« Gastralgie chronique revenant par intervalles, et dyspepsie habituelle. Cet homme souffre parfois de douleurs rhumatismales. » 1866.

La première gastralgie date de 1846, la seconde de 1862, la troisième enfin de 1866. Chacune d'elles a été accompagnée de vomissements ; les

---

a obtenu une amélioration notable, a besoin d'une nouvelle saison. »

fonctions digestives s'accomplissent régulièrement, lorsque X... ne souffre pas de l'estomac.

En 1864, syphilis, quatre mois d'hôpital (pilules mercurielles, iodure de potassium, vin de quinquina et eau ferrée).

Quelques mois après, éruption syphilitique et plaques muqueuses, nouveau traitement spécifique. Apparence de guérison.

État actuel : douleurs rhumatoïdes dans les genoux et les poignets, douleurs très intenses la nuit et augmentant pendant le jour, quand il se couvre trop. Alopécie incomplète, ulcération non douteuse sur les amygdales, pléiade ganglionnaire. Papules cuivrées. Gastralgie légère.

Traitement : 13 bains, 7 étuves, 66 verres d'eau, et une cuillerée de liqueur de Van-Swieten, du dixième au quinzième jour de la cure.

Au départ, amélioration très sensible sous le rapport des douleurs nocturnes; mais le traitement thermal, trop actif au début, vu l'état de cachexie mercurielle et syphilitique où se trouvait le sujet, a ramené la gastralgie à son état le plus aigu. C'est grâce à la cessation de tout usage des eaux depuis neuf jours, et au traitement tonique et réparateur (eau de Bussang, vin de quinquina, jus de viande), que nous pouvons écrire sur le billet de sortie : État stationnaire.

Effets consécutifs, inconnus. Ce malade, et celui qui vient immédiatement après, doivent être rapprochés du n° XV, ce sont trois syphilitiques dont les observations nous paraissent intéressantes.

LIIIe Observation.

X..., soldat d'infanterie (41 ans, tempérament lymphatico-sanguin, constitution bonne).

Certificat d'envoi aux eaux : « Gastrite chronique et ostéite chronique du tibia. » 1865.

Cet homme a déjà passé un mois dans notre service l'année dernière (1864). Il nous avait été envoyé pour des « douleurs rhumatismales siégeant dans les jambes et datant de dix-huit mois. »

Malgré ses dénégations et nous appuyant aussi sur un des moyens de traitement employés antérieurement (le sirop de salsepareille ioduré), nous avons diagnostiqué à l'arrivée : Double diathèse, rhumatismale et syphilitique, ayant amené une anémie prononcée. Exostose à la partie antérieure et supérieure du tibia gauche.

Au bout d'une dizaine de jours, nous avons observé des taches de purpura sur les jambes, ce qui nous a engagé à modérer le traitement, et à insister sur l'usage interne de l'eau ferrugineuse. X... s'est plaint assez souvent, pendant la cure, de palpitations pour lesquelles nous lui avons prescrit trois fois de la poudre de digitale.

On lui a donné 26 bains et 5 étuves, il a bu de l'eau ferrugineuse et 94 verres d'eau de la source des Dames. Nous n'avons pas employé la médication adjuvante à cause de l'anémie, et dans les derniers jours nous avons constaté l'apparition d'un herpès syphilitique et de douleurs dans le testicule gauche. Nous avons conseillé au malade l'usage ultérieur d'un traitement spécifique (1864).

En 1865, il nous raconte qu'au mois de novembre précédent il a été opéré d'une hydrocèle (probablement consécutive à l'orchite syphilitique), et qu'il a pris, pendant 68 jours, de l'iodure de potassium. Ce médicament a produit une gastralgie que le malade nous apporte, en plus, cette année. Jamais X... n'avait eu mal à l'estomac auparavant, il y accuse des crampes très douloureuses et il a complétement perdu l'appétit. Douleurs rhumatoïdes moins fortes qu'en 1864, exostose du tibia disparue, nous en trouvons une autre, légère, à la bosse frontale antérieure droite. Moins d'anémie.

Comme la première fois, vu l'état des voies digestives, nous nous bornons au traitement thermal (bains 20, étuves 6, douches Tivoli 11, eau ferrugineuse aux repas, 75 verres d'eau de la source des Dames).

X... nous quitte le 15 juin 1865, l'appétit est revenu, les digestions sont bonnes, les nuits meilleures : il n'y a plus d'anémie.

Les palpitations ont été beaucoup moins fréquentes, nulles même pendant les deux derniers tiers de la cure, à la fin de laquelle se sont montrées des papules cuivrées, preuve que le malade est toujours en puissance de diathèse syphilitique.

D'où l'indication de reprendre dans quelques mois le traitement spécifique, cette fois par la méthode externe.

Effets consécutifs : « Amélioration soutenue. »

LIVe Observation.

C..., zouave de la garde (36 ans, tempérament nervoso-sanguin, constitution bonne).

Certificat d'envoi aux eaux : « Névropathie abdominale (gastralgie chronique), maladie pour laquelle il a fait quatre traitements successifs, sans résultat, au Gros-Caillou, qui l'a recommandé au médecin-major du corps, pour Vichy ou Plombières. Traitements : purgatifs, potions éthérées, eau de Vichy artificielle. »

Date de l'invasion, avril 1862.

État du malade à son arrivée à l'hôpital thermal : gastralgique et un peu hypochondriaque, sans que cela nuise à son appétit. Les parois abdominales sont souples, quoi qu'il en dise, et il n'y a aucune sensation de tumeur profonde.

Traitement thermal :

Bains.	25
Douches en couronne .	5
Douches écossaises. . .	3
Bains russes	11

État du malade à sa sortie de l'hôpital thermal : amélioration notable.

Effets consécutifs : « Guérison. »

LVe Observation.

V..., gendarme (45 ans, tempérament bilioso-nerveux, constitution moyenne), nous rappelle l'observation VIII des Dyspepsies.

Certificat d'envoi aux eaux : « Sciatique chronique du membre inférieur droit, sujette à exaspération par les vicissitudes atmosphériques, rebelle aux divers traitements employés, mais susceptible sinon de guérison, du moins de grande amélioration par l'usage des eaux thermales. La constitution maladive de ce gendarme fait préférer les eaux de Plombières à celles de Bourbonne, qui pourraient être trop actives. »

Depuis le 20 février 1865, date que porte ce certificat, jusqu'à ce jour 15 juin, l'état du malade s'est modifié : la gastralgie est assez évidente pour légitimer sa place ici, et c'est à elle comme aux autres névralgies que s'applique la « grande amélioration constatée au mois de mars 1866. »

Ce résultat doit être rapproché des moyens de traitement employés antérieurement : vésicatoires, ventouses scarifiées, bains de vapeur, bains simples, électricité.

A l'arrivée du malade nous avions noté : La sciatique n'occupe, en ce moment, que la partie moyenne et externe de la jambe. Gastralgie avec anorexie et constipation habituelle. Névralgie du col de la vessie.

Après 16 bains, 13 douches Tivoli, 9 bains russes, 52 verres d'eau de la source des Dames et l'usage de l'eau savonneuse aux repas, pendant toute la saison, il a obtenu : un bon appétit, des digestions régulières, des fonctions d'exonération normales. La vessie n'est plus le siége d'aucune souffrance, et, n'étaient quelques douleurs névralgiques dans l'épaule, le malade se croirait guéri. En réalité, grande amélioration, nous avons vu plus haut qu'elle avait persisté.

Voici les résultats obtenus chez ces dix-huit gastralgiques :

Malades chez lesquels les effets consécutifs de la cure ont été connus.	Guérisons. . .	5	(observ. XXXIX, XLII, XLVIII, LI, LIV).
	Améliorations notables. . .	6	(obs. XXXVIII, XLI, XLVI, XLIX, LIII, LV).
		11	

Résultat immédiat chez les malades pour lesquels nous ignorons les effets consécutifs de la cure, ou de la dernière cure, s'ils en ont fait plusieurs.	Améliorations notables. . .	3	(observ. XLIII, XLIV, XLVII).
	Améliorations.	2	(observations XL et XLV).
	État stationnaire.	2	(observ. L et LII).
	Total. .	7	

CHAPITRE III

Maladies gastro-intestinales.

Parmi les dyspepsies que nous avons étudiées dans les deux premiers chapitres, plus d'une méritait, sans doute, le nom de dyspepsie intestinale. Toutefois, comme on entend généralement par dyspepsie une affection bornée à l'estomac, nous n'avons pas cherché à établir une séparation, sous le rapport du siége, entre les différentes dyspepsies, séparation quelquefois très délicate, la plupart des symptômes étant communs aux formes stomacale et intestinale.

Cette dernière considération nous empêchera d'essayer de tracer un diagnostic différentiel entre les affections limitées à l'estomac, et les affections occupant à la fois ce viscère et les intestins. Ce diagnostic différentiel, déjà obscur pendant la période aiguë des maladies, n'est plus possible quand elles ont passé à l'état chronique, ou quand elles ont revêtu d'emblée la forme chronique.

Les fonctions digestives sont reliées entre elles par de trop étroites connexions, sont trop solidaires les unes des autres, pour que les troubles prolongés de la digestion stomacale ne retentissent pas sur la digestion intestinale, et réciproquement. Aussi ne trouvons-nous pas de description des maladies gastro-intestinales dans la plupart des auteurs. Ils se bornent à dire que ces affections étant constituées par la réunion de deux maladies déjà décrites, la connaissance des parties implique la connaissance du tout.

Un des principaux auteurs du *Dictionnaire de médecine et de chirurgie pratiques*, dans un très bon article (1) que nous avons déjà cité, M. Jolly, a nettement exposé la vérité en disant : « Les mots gastralgie et gastro-entéralgie n'expriment nullement une maladie simple et identique, mais bien un état complexe et multiple, un ensemble de phénomènes morbides, variables dans leurs causes, leurs symptômes, leur marche, leur du-

(1) Galtralgie. Voy. p. 4.

rée, etc. » Pour le savant académicien, la dyspepsie est une forme de gastro-entéralgie.

C'en est assez, pensons-nous, pour justifier nos confrères qui ont employé indifféremment, seules ou réunies, les expressions dyspepsie, gastralgie, gastro-entéralgie, et nous reprenons la suite des observations.

LVIe Observation.

« Gastro-entéralgie avec complication de constipation opiniâtre. A déjà subi divers traitements à l'hôpital du Dey. »

Sauf un ictère en 1854, G..., contre-maître armurier (25 ans, tempérament lymphatico-nerveux, constitution bonne), a toujours joui d'une excellente santé jusqu'en 1860, où il a eu la cholérine. A la suite de celle-ci, la transpiration a éprouvé une notable diminution; les digestions sont devenues lentes et difficiles, une constipation rebelle s'est montrée. L'appétit ne s'est pas rétabli, et aujourd'hui encore, le malade souffre, après avoir mangé, pendant une heure, deux heures, c'est-à-dire jusqu'à ce que la digestion soit à peu près terminée. G... accuse de vives douleurs dans l'estomac et dans le ventre, pas ailleurs; son sommeil est souvent interrompu par des rêves affreux, il se réveille en sursaut, et se trouve plus fatigué le matin que dans la journée.

Les douches ne sont pas très bien supportées : ainsi l'écossaise, d'abord suivie d'un bien-être immédiat, fatigue le malade; la douche ascendante donne des coliques, la douche ordinaire ne lui fait rien ; les bains seuls réussissent et il en prend vingt-six.

Tantôt bien, tantôt mal, somme toute, G... nous quitte avec cette mention : Aucune amélioration (1864).

Il semble donc que 26 bains, 3 douches ordinaires, 5 douches écossaises, 12 douches ascendantes, et l'eau ferrugineuse aux repas, n'ont pas été plus heureux que le sulfate de soude et autres purgatifs (rhubarbe, magnésie, crème de tartre) et les amers, ordonnés à Alger.

En 1865, G... est revenu avec ce certificat : « Gastralgie chronique, accompagnée de constipation opiniâtre, contre laquelle il a fait usage des eaux de Plombières (1864, 1re saison) avec amélioration notable. » Il n'a pas cessé de travailler jusqu'au moment de reprendre la route de Plombières.

Pendant cette seconde cure le sommeil a toujours été bon, malgré l'élévation de la température; mais les eaux fatiguent G... et nous avons été obligé, plusieurs fois, d'en suspendre l'usage. Plus d'anémie; la constipation a disparu; la gastralgie persiste, et il y a toujours une pesanteur douloureuse après le repas, selon les aliments ingérés et l'état de fatigue ou de repos dans lequel se trouve le malade.

Il nous quitte cette fois encore avec peu ou pas d'amélioration immédiate : rappelons-nous qu'il en avait été de même en 1864, ce qui n'empêcha pas le malade d'éprouver ensuite une amélioration notable.

Cette remarque s'applique également au suivant. A notre avis, de semblables preuves sont de nature à dissiper toute incrédulité à l'endroit des effets consécutifs des eaux, effets auxquels les médecins ne croient pas assez.

LVIIe Observation.

« Gastro-entéralgie ancienne. »

Début, il y a trois ans, par des maux de tête avec vertiges; l'appétit était bon, mais la digestion très lente. La douleur venait tantôt immédiatement, tantôt une demi-heure après les repas;

de courte durée, elle ressemblait à des crampes d'estomac. Constipation habituelle.

Après avoir fait inutilement usage des amers, de poudres inconnues, de strychnine, d'huile de foie de morue, de purgatifs, B... (1) nous est arrivé dans cet état : langue bonne, anorexie fréquente. Quand il mange avec appétit, la digestion est peu douloureuse, tandis qu'elle s'accompagne de vives douleurs lorsqu'il prend ses repas sans faim. Constipation, névralgies intercostale et crânienne, celle-ci prenant quelquefois la forme d'hémicrânie. Pas de souffles au cœur ni dans les carotides. Sensibilité partout normale.

Traitement thermal :

Bains	16
Douches en couronne .	13
Douches ascendantes. .	11
Bains russes	3

Eau savonneuse aux repas.

Etat du malade à sa sortie de l'hôpital thermal : aucun changement.

Effets consécutifs : « Les digestions sont faciles et complètes, mais la névralgie crânienne per-

(1) Sous-officier d'artillerie (36 ans, tempérament nervoso-sanguin, constitution forte).

siste. En somme, l'amélioration est considérable, l'état actuel est satisfaisant. »

LVIIIe Observation.

« Gastro-entéralgie chronique, consécutive à une phlegmasie intestinale. A obtenu une convalescence de six mois à sa sortie de l'hôpital, au mois de janvier 1865 ; rechutes fréquentes. »

En 1863, B... (tempérament bilioso-sanguin, constitution bonne, 27 ans) supprima brusquement par des lavements astringents et une pommade camphrée des hémorrhoïdes fluentes qui l'affaiblissaient. Sept ou huit mois après, survinrent de la douleur au creux de l'estomac, des régurgitations d'un liquide aigre, quelques vomissements bilieux, de la constipation et des névralgies erratiques. Celles-ci sont sous l'influence de la température, qui n'exerce aucune action sur l'estomac.

Vainement on a eu recours au charbon, à l'opium, à l'iodure de potassium, aux bains simples, aux bains sulfureux et aux douches froides.

Le 15 mai 1867 B... entre à l'hôpital thermal de Plombières : Appétit médiocre, langue blanche. Au creux de l'estomac, douleur légère mais constante, plus forte et accompagnée de pesanteur après les repas. Constipation. Quelques points douloureux de névralgie intercostale, disséminés dans le thorax. Pas d'anémie. Les organes renfermés dans l'abdomen paraissent à l'état normal. Pieds habituellement froids.

Le traitement suivant a été prescrit :

Bains.	13
Douches en couronne . .	10
Douches écossaises. . . .	3
Douches ascendantes. . .	10
Bains russes	5

Eau de la source des Dames, refroidie, aux repas.

B... a essayé plusieurs fois, de son chef, la même eau à sa température naturelle ; elle ne lui a jamais réussi, nous dit-il.

La saison terminée, cet homme nous quitte dans l'état suivant : Appétit bon, langue naturelle. Douleur et pesanteur à l'épigastre presque nulles, même après les repas. Constipation diminuée. Les points douloureux sont plus rares, les pieds moins souvent froids.

Effets consécutifs : « Amélioration très notable des douleurs névralgiques. La gastralgie est presque entièrement guérie. »

Cette observation nous a remis en mémoire le

traité de Raymond sur les maladies qu'il est dangereux de guérir. B... ne présente pas les signes de la pléthore, et nous ne pensons pas que la suppression des hémorrhoïdes ait été, chez lui, la cause réelle de la gastro-entéralgie.

Néanmoins, nous avons essayé, par des douches ascendantes et périnéales, chaudes et prolongées, de déterminer une fluxion hémorrhoïdaire : notre insuccès de ce côté n'a pas empêché une amélioration sensible et durable.

LIXᵉ Observation.

« Gastro-entéralgie chronique, avec accidents de syncope, traitée au Val-de-Grâce : antispasmodiques et révulsifs. » 1867.

Début brusque, en 1861. A..., fantassin (45 ans, tempérament bilioso-sanguin, constitution forte), venait de dîner légèrement, quand il est tombé sans connaissance, et est resté deux heures dans cet état. Vingt-cinq jours d'hôpital; pendant les sept ou huit premiers jours, difficulté de se faire comprendre.

La seconde attaque a eu lieu environ deux ans plus tard, en 1863, après une promenade sans fatigue. A... éprouvait des étourdissements depuis quelques minutes, il s'est assis et a perdu connaissance. Au bout d'une heure il a recouvré ses sens.

Deux autres accès ont été beaucoup plus légers, et tous accompagnés de vomissements bilieux très abondants.

État du malade à son arrivée à l'hôpital thermal : Appétit bon ; éblouissements en se promenant, surtout après les repas, mais sans vomissements. Constipation fréquente, sans influence sur ces accidents, qui ne vont pas jusqu'à la syncope.

Traitement thermal

Bains.	20
Douches en couronne. .	21
Douches ascendantes. .	11

A l'intérieur, eau de la source des Dames, d'abord refroidie, puis à sa température naturelle.

Lorsque A... nous quitte, les éblouissements ont disparu, et la constipation est diminuée. Amélioration notable.

Le 1er mars 1868, on a joint aux lignes précédentes : « Amélioration soutenue. Plus d'éblouissements. Digestions naturelles. Fait son service. »

C'est avec raison que le mot guérison n'a pas été écrit, car depuis le 1er mars jusqu'au 15 juin

1868, date de son retour à Plombières, A... a éprouvé encore deux éblouissements. Le 15 juillet 1868, après une nouvelle cure semblable à la première, sa santé était excellente.

Il nous semble difficile de ne pas voir dans les deux premières attaques, la première surtout, de véritables congestions cérébrales (perte de connaissance pendant une heure ou deux heures, vomissements, parole embarrassée durant plusieurs jours à la suite). D'ailleurs, que d'intervalles de santé parfaite entre ces divers accidents!

Première attaque, 1861 ;

Seconde — 1863 ;

Troisième et quatrième attaques, de 1863 à 1867.

Les symptômes ordinaires de la dyspepsie syncopale (1) manquent : lorsque le malade entre dans notre service, malgré son tempérament bilioso-sanguin, il offre plutôt un exemple de dyspepsie vertigineuse.

---

(1) Voy. Guipon, *Traité de la Dyspepsie*, Paris, 1864, p. 171 et 194.

LXe Observation.

« Gastro-entéralgie, qui a été considérablement améliorée par une saison des eaux de Plombières, en 1864. » 1865.

M. D..., capitaine dans un régiment de cavalerie (38 ans, tempérament bilioso-nerveux, constitution forte).

Nous trouvons au début (novembre 1863) une douleur très-aiguë à l'épigastre, avec irradiations dans toute la paroi thoracique antérieure. Malgré les cataplasmes calmants et les ventouses sèches, cet état a duré quinze heures, et a laissé après lui un violent point de côté, à droite.

Les attaques se sont succédé de trois semaines en trois semaines, environ. La seconde a commencé par une douleur entre les épaules, qui est descendue de chaque côté du rachis, et, au bout de deux heures, s'est fixée à l'épigastre, d'où elle a rayonné dans les intestins. Durée de cette crise, une douzaine d'heures : à sa suite, un point de côté, toujours à droite, pendant une semaine environ, et de la constipation. Les trois ou quatre attaques postérieures ont offert une marche semblable, mais elles ont été suivies, chaque fois, pendant deux ou trois jours, de vomissements bilieux avec lesquels disparaissait le point de côté. N'étaient-ce pas des coliques hépatiques?

La crise qui a déterminé le premier envoi à Plombières avait duré trente heures, c'était la huitième : la précédente, ou septième, la plus cruelle de toutes, était accompagnée de crispations intestinales extrêmement pénibles.

Premier séjour à Plombières, 1864. Après cinq ou six bains, une attaque de six heures environ, moins douloureuse que les précédentes : pendant la cure, deux autres, de plus en plus courtes, de moins en moins fortes. Aussitôt la douleur passée, M. D... peut se lever et se promener dans sa chambre, tandis qu'auparavant chaque crise nécessitait plusieurs jours de repos au lit, avec impossibilité de rien avaler, le malade se sentant littéralement brisé. Pas de teinte ictérique des conjonctives, ni de selles décolorées. Nous n'avons pas besoin de dire que dans ces douloureux moments, nous suspendions tout traitement thermal pour avoir recours aux calmants ordinaires.

Enfin, il est bon de noter comme antécédent une névralgie faciale, traitée avec succès à Baréges (1863), et parmi les médications déjà tentées, les vésicatoires morphinés et le chloroforme en frictions.

Pendant le mois qui a suivi le départ de Plombières, M. D... a encore éprouvé deux attaques, de trois heures chacune, peu douloureuses, ce sont les dernières (août 1864). Depuis lors, sa santé a été très bonne, sauf quelques douleurs névralgiques dans le côté droit.

En 1865, M. D... suit le même traitement hydro-minéral, mais moins actif, que l'année précédente (bains, bains russes, douches Tivoli, eau savonneuse aux repas). La saison n'est troublée par aucun incident, l'appétit est bon, les digestions sont faciles, les selles régulières, et la guérison nous est confirmée au mois de mars 1866.

En lisant cette observation, on serait tenté de croire que la gastro-entéralgie était complétement indépendante des fonctions digestives. Mais, avant le début indiqué par le malade et accepté d'abord par nous, M. D... éprouvait de temps en temps, plusieurs jours de suite, de l'inappétence avec douleurs plus ou moins vives à l'épigastre, difficulté pour avaler et vomissements : en 1864 il était anémique. La période la plus douloureuse de la maladie lui avait fait oublier les commencements, moins pénibles.

LXIe Observation.

« Dyspepsie rebelle et diarrhée chronique, maladies dont l'origine remonte à plusieurs années, et qui ont nécessité de nombreux congés de convalescence suivis de la mise en non-activité pour infirmités temporaires, le 15 mars 1867.

« Elles ont résisté jusqu'à présent aux diverses médications employées pour les combattre : » sous-carbonate de fer et magnésie mélangés, tannin, lavements au quinquina, au nitrate d'argent; pilules de monésia, de cachou, d'opium; une cure à Cauterets. Les frictions stibiées sont ce qui a le mieux ou le moins mal réussi.

M. B... (médecin de la marine) souffre d'une dyspepsie depuis 1863 : la diarrhée, postérieure de deux ans, a remplacé brusquement (juin 1865) une éruption d'ecthyma qui siégeait à la partie antérieure des cuisses et aux doigts. Cette diarrhée persiste, sans caractère bilieux; et, plus elle est forte, plus la transpiration est rare. Notre confrère a aussi remarqué une sorte de balancement entre la diarrhée et un catarrhe bronchique, nasal ou oculaire.

Traitement thermal :

Bains.	25
Douches révulsives. . .	12
Étuves en boîte	9

Eau des Dames refroidie, avec le vin, aux repas, à la fin de la cure.

Départ des eaux : digestions bonnes, il reste seulement un peu de flatulence. Selles de meilleure consistance et de coloration normale, sans coliques. Transpiration rétablie. Forces revenues. Amélioration générale et locale très sensible.

Effet consécutif : « Très grande amélioration. »

Ce fait est un de ceux qui nous serviront à établir l'influence de la diathèse herpétique sur les maladies du tube digestif.

LXIIe OBSERVATION.

« Engorgement des viscères abdominaux, avec entéralgie et dyspepsie chronique, affection ayant résisté à tout traitement et contractée aux colonies. » 1865.

Date de l'invasion, 1849.

Moyens de traitement employés antérieurement : Eaux de Vichy, rhubarbe, magnésie, lavements simples, et d'eau de son. Eau de gomme.

Etat de J... (1) à son arrivée à l'hôpital thermal ; Pas d'appétit, digestions lentes et pénibles, constipation opiniâtre, palpation de l'abdomen extrêmement douloureuse ; pieds constamment froids.

---

(1) Brigadier de gendarmerie, 42 ans, tempérament nervoso-sanguin, constitution forte.

Traitement thermal :

Bains	23
Douches Tivoli	13
Douches ascendantes. .	8

Etat du malade à sa sortie de l'hôpital thermal : Appétit revenu, digestions faciles, constipation disparue. Le froid aux pieds persiste. La palpation de l'abdomen ne détermine plus de douleur qu'à la région épigastrique, et cette douleur est très légère. Amélioration très notable.

Effets consécutifs des eaux : « Amélioration maintenue, mais cependant n'est pas assez notable pour ne pas nécessiter l'envoi de ce brigadier à Plombières subir encore cette année un nouveau traitement. » 1866.

Le malade n'est pas revenu : l'engorgement des viscères abdominaux avait disparu avant le séjour à Plombières, et il n'y avait pas d'anémie.

Remarquons que nous avons eu des nouvelles ultérieures de ces sept malades, au moins pour la première saison, et leur état de santé, constaté avant et six mois après l'usage des eaux, montre qu'ils doivent se féliciter d'y avoir eu recours.

CHAPITRE IV.

Maladies des intestins.

Les difficultés que nous avons rencontrées jusqu'ici sont loin de diminuer. Ainsi, nous avons à présenter des adultes atteints d'entérite chronique simple, — Valleix (1) n'en connaissait pas d'exemple bien authentique ; — de dysenterie chronique, — MM. Hardy et Béhier (2), avec beaucoup d'auteurs, ont mis en doute l'existence d'une véritable dysenterie chronique, parce que le flux sanguin et le ténesme manquent dans cette forme. Ces savants professeurs voient plutôt là une entérite, soit simple, soit consécutive à des ulcérations intestinales.

Nos confrères des armées de terre et de mer,

---

(1) Ouvrage cité, t. III, p. 14.

(2) *Traité élément. de path. int.*, t. II, 1850, p. 310.

admirablement placés pour étudier la dysenterie, ne pensent pas tous que la présence du sang dans les déjections soit indispensable pour établir le diagnostic, comme l'ont soutenu les auteurs du *Compendium de médecine* (1).

M. Cambay a donné de fort bonnes raisons (2) pour ne pas partager leur avis, et un observateur également distingué, M. Dutroulau (3), a constaté l'absence fréquente des selles sanglantes et du ténesme, chez les dysentériques, dans les pays chauds. Pour M. Delioux de Savignac, au contraire, il n'y a pas dysenterie sans ces deux éléments de diagnostic.

On nous pardonnera d'insister sur ces détails : nous nous occupons, en ce moment, de maladies dont le traitement par les eaux minérales est peu connu (4), et c'est pour nous un devoir de compléter plusieurs diagnostics.

---

(1) T. III, p. 87.

(2) *De la Dysenterie*, Paris, 1847, p. 394.

(3) *Traité des maladies des Européens dans les pays chauds*, Paris, 1868, p. 539.

(4) Voy. cependant G. Richelot, *Études médicales sur le Mont-Dore*, observations de catarrhe pulmonaire, de catarrhe intestinal, etc., Paris, *Union médicale*, mai 1862; et Julianus Hingant, Franc. Nic. Gautier du Rocher præside, *An ventriculi et intestinorum ulceribus Aquæ Bareginenses?* quæstio medica, Parisiis, 1745.

En est-il un plus vague que celui de diarrhée chronique? Tantôt elle est idiopathique, tantôt et plus souvent symptomatique, sans qu'il soit possible d'en trouver, de bonne heure, la cause. Que nous apprend l'auscultation dans la diarrhée prémonitoire de la phthisie? Avant l'apparition des hémorrhagies, ou d'une tumeur accessible à nos moyens d'investigation, à quels signes reconnaître qu'une diarrhée chronique est sous la dépendance d'un cancer commençant?

Le professeur Trousseau a fait d'intéressantes leçons, à l'Hôtel-Dieu de Paris, sur la diarrhée chronique, mais comme diagnostic différentiel il s'est borné à dire qu'elle peut être l'expression d'états pathologiques très variés, et à décrire une diarrhée liée à la tuberculisation, à la syphilis, à l'herpétisme, à l'alimentation insuffisante.

Laissons de côté, pour l'instant, ces diverses espèces de diarrhées, et voyons si parmi les malades adressés comme diarrhéiques ou dyspeptiques, il n'en est pas chez lesquels on peut arriver à un diagnostic plus précis. Par exemple, les malades auxquels se rapportent les observations LXV, LXVI, LXVII, qui n'ont pas cessé d'avoir la diarrhée depuis leur dysenterie, sont pour nous de véritables dysentériques, nous n'en voulons pour preuve que les titres des observations LXXI et LXXII. Il en est de même de F... (obs. LXXIII) et B... (observ. LXXIV).

M. Catteloup (1) est formel à cet égard : pour que la dysenterie soit guérie, il faut que le malade ait joui pendant assez longtemps d'une santé parfaite, exempte d'aucun trouble dans les fonctions digestives.

Ce n'est pas de notre part une vaine discussion de mots, ni une question de ridicule amour-propre, afin de publier des guérisons de dysenterie. Nous avons laissé en tête des observations les diagnostics de nos confrères, et le lecteur reste toujours libre d'assigner à chacune ce qu'il croit être son véritable titre ; mais, pronostic, traitement, dangers des écarts de régime, tout diffère selon que le malade a une dyspepsie simple, ou appartenant à la période terminale de la dysenterie, une diarrhée chronique essentielle, ou liée à une entérite simple, ou prolongeant une véritable dysenterie.

Nos militaires peuvent contribuer à la démonstration de ce que nous avançons ici. M... (observation LXIV, entérite chronique) s'est enivré

---

(1) *Recherches sur la dysenterie du nord de l'Afrique, Mémoires de médecine et de pharmacie militaires*, 2e série, t. VII (1851).

deux fois, L... (observ. LXVIII, diarrhée chronique) une fois : le second a obtenu néanmoins une guérison définitive, et quant au premier, dont le sort ne nous est pas connu, il nous a quitté avec une amélioration notable. B... (observation LXXIV) prétendu convalescent de dysenterie chronique, a payé de la vie un moment d'oubli. « Le poison endémique ou épidémique avait passé par là, » selon l'expression pittoresque de M. Delioux de Savignac (1), qui a tracé un tableau saisissant des ravages produits par la dysenterie chez ceux qu'elle a frappés.

La dénomination de dysenterie chronique offre des avantages sérieux : elle rappelle au médecin la gravité du pronostic, la fréquence des retours à l'état aigu sous l'influence de la cause la plus légère, et les lésions qui existent encore dans le gros intestin, siége principal et non exclusif de la maladie.

La présence d'ulcérations, l'amincissement des parois intestinales avec ramollissement autour des anciennes ulcérations, nous rend très réserve sur l'emploi des douches ascendantes d'eau minérale proprement dite ou d'eau de la source

(1) *Traité de la Dysenterie*, Paris, 1863.

ferrugineuse. Malgré tous les avantages de la médication topique, nous sommes souvent retenu par la crainte d'opérer une distension qui pourrait déterminer une perforation intestinale dont les suites ne se feraient pas longtemps attendre : dans un travail remarquable sur la dysenterie, Fournier et Vaidy (1) ont manifesté les mêmes appréhensions au sujet des lavements.

Aussi n'avons-nous jamais osé expérimenter la méthode préconisée (2) aux Indes orientales par le Dr Hare, les lavements à très grande eau, portés à l'aide d'un tube flexible jusqu'au-dessus de l'*S* iliaque du côlon. Quelle que soit la tolérance de celui-ci pour les injections, l'introduction fréquemment répétée d'un corps étranger dans un cylindre parfois rétréci (3) et souvent le siége de véritables ulcères, nous paraît présenter des dangers dont nous ne voudrions pas assumer

---

(1) *Dictionnaire des sciences médicales*, t. X, Paris, 1814, article *Dysenterie*, p. 385.

(2) *Bulletin de thérapeutique*, 1855, t. XLVIII, p. 325.

(3) Voy. les belles planches du grand ouvrage d'Annesley, chirurgien de l'hôpital général de Madras : *Researches into the causes, nature and treatment of the most prevalent diseases of India and warm climates generally*, London, 1828. (Plate XXXVI, acute dysentery contraction and ulceration of colon; plate XXXVIII, chronic diarrhæa and dysentery; plate XL, chronic dysentery.)

la responsabilité avant d'avoir été témoin de l'innocuité de la méthode.

En effet, on n'admet guère de dysenterie, surtout endémique ou épidémique, sans altération de la muqueuse intestinale, et nous nous demandons si l'épidémie observée à Londres, en 1670, par Willis, méritait le nom de dysenterie? Nous empruntons la relation de Zimmermann (1): Au bout de douze heures, les malades paraissaient moribonds et périssaient, si l'on n'avait pas recours aux fortifiants. La mort arrivait ordinairement le treizième jour, et à l'autopsie les intestins étaient sains : il n'y avait eu ni sang ni pus dans les selles.

L'anatomie pathologique, qui nous a montré le danger des douches ascendantes, nous apprend aussi la cause des accidents déterminés par l'usage interne de nos eaux.

Loin de nous la pensée que dysenterie et colite sont choses identiques; mais il n'est pas moins vrai que dans la première, même à l'état chronique, il y a un élément inflammatoire dont il faut tenir compte, et on peut appliquer à la dysen-

(1) *Traité de la dysenterie*, traduit par Lefebvre de Villebrune, Lausanne, 1794.

terie ce que Dalmas (1) écrivait de la colite : « Pour peu qu'elle soit intense et se prolonge, cet isolement (pathologique) ne dure guère et le reste de l'intestin s'affecte à son tour. »

Que la participation de l'intestin grêle à l'inflammation soit plus fréquente dans tel climat ou dans tel autre, toujours est-il que souvent elle a lieu. Maintenant, est-ce, comme le veulent le professeur Brachet (2) et le Dr Julien, une complication d'entéro-colite ou une extension de la dysenterie? Tout en adoptant la dernière opinion, généralement acceptée, nous y attachons peu d'importance, dès que M. Julien (3) a constaté le fait cinq fois sur neuf autopsies de dysenterie chronique.

Mais il est une autre forme d'entéro-colite, avec granulation et épaississement de l'intestin grêle surtout, et dont les altérations vont parfois jusqu'à la perforation. M. Julien l'a observée trois

---

(1) *Dictionnaire de médecine*, t. XVII, article *Intestin* (Path.), p. 42.

(2) Voy. *Journal des connaissances médico-chirurgicales*, t. I, p. 54, et *Revue médicale*, août 1833, compte-rendu de la Clinique médicale de l'Hôtel-Dieu de Lyon.

(3) *Aperçu sur les lésions anatomiques de la Dysenterie en Cochinchine*, thèse (Montpellier, 1864, n° 62) fort intéressante. Pendant son séjour en Cochinchine (1858 à 1863), M. Julien a pratiqué 108 autopsies de dysentériques.

fois concurremment avec la dysenterie, et quatre fois isolée. Nous n'hésitons pas à voir là une véritable dysenterie, et la meilleure preuve, c'est qu'elle « peut la simuler au point de tromper le médecin le plus exercé. » Annesley (1) a signalé aussi la rareté des ulcérations bornées à l'intestin grêle, et dans ce cas il ne corrige pas, *post mortem*, le diagnostic établi pendant la vie.

Pas de localisation exagérée des maladies, surtout quand il s'agit de la dysenterie, classée non sans motifs, par plusieurs auteurs, parmi les maladies générales.

Nous pourrions invoquer encore l'autorité d'Annesley, — qui est entré dans de grands détails sur l'anatomie pathologique de l'intestin grêle (ulcérations, isolées ou agglomérées, amincissement des tuniques, etc.) dans la dysenterie chronique, — de M. Cambay, lequel n'a pas oublié les altérations de l'estomac et des intestins grêles lorsque la mort a lieu dans le deuxième mois de la maladie, mais nous craindrions de dépasser les bornes de ce travail. Terminons cependant par une citation extraite d'un des

(1) Ouvrage cité, t. II, section VI, *De la Dysenterie chronique*.

meilleurs observateurs (1) du siècle dernier : « La dysenterie chronique est accompagnée d'une faiblesse extrême, de perte d'appétit ou d'un appétit déréglé. Les forces digestives sont molles; l'estomac souffre dans la digestion de l'aliment le plus léger; le pouls est petit, lent; les déjections sont très fréquentes. Cette dysenterie est le fléau de la médecine, elle échappe à l'action de tous les remèdes, se termine par l'hydropisie ou la mort lente. »

Nous croyons l'avoir démontré, à l'aide des nombreux documents que nous avons produits, nos dysenteriques convalescents, à leur arrivée à Plombières, sont dans les conditions des individus atteints de gastro-entérite chronique (dyspepsie intestinale forme diarrhéique), et l'intolérance de leur tube digestif pour nos eaux en boisson n'a rien de surprenant. Cette circonstance était bien connue de Chomel (2) : chez un certain nombre de ses malades, et en particulier chez un des plus grands ministres de la monarchie de Juillet, elles avaient donné lieu,

---

(1) Maximilien Stoll, *Recherches sur la nature, le caractère et le traitement de la dysenterie*, traduction Gilbert, Bonn, an II de la République, p. 58.

(2) *Traité des Dyspepsies*, p. 239.

deux années de suite, à une inflammation dysentérique. Aussi le célèbre professeur approuvait-il les médecins de Plombières qui, en pareil cas, bornent fréquemment la cure aux bains et aux douches.

Il en est de la tolérance pour les eaux minérales à l'intérieur comme des aptitudes digestives : elle varie pour ainsi dire avec chaque malade, et cette partie du traitement réclame une grande prudence et une grande attention de la part du médecin.

D'une manière générale, M. Durand-Fardel a recommandé d'insister sur le traitement externe, quelquefois de l'employer uniquement, dans l'entérique chronique.

Les bains et les douches, générales ou révulsives, sont d'une incontestable utilité, mais la localisation de la douleur, en un point fixe de l'abdomen, est une contre-indication à l'emploi de la douche sur cette région. Nous ne saurions partager la sécurité de Dalmas, selon lequel la dégénérescence cancéreuse même n'est pas activée par les douches abdominales. Dirigées sur la région circonscrite correspondant à une ulcération intestinale, elles peuvent rallumer l'inflammation et amener les accidents les plus graves.

L'eau de la source Bourdeille (ferrugineuse) n'est bien digérée que lorsqu'il y a peu de chaleur à la peau, point de fièvre, et que les coliques ne sont pas très vives : le flux de la dysenterie chronique n'est pas de la diarrhée catarrhale.

Ce n'est pas sans surprise que nous avons trouvé dans les auteurs des relations d'épidémies de dysenteries, rebelles ou non à tous les moyens ordinaires, et cédant à l'emploi des eaux ferrugineuses naturelles (1).

Ne nous préoccupons pas d'ailleurs d'être privé fréquemment des secours de la médication interne. Comme l'enseigne un éminent hygiéniste, M. Michel Lévy, « L'influence de l'eau ne se borne pas à l'enveloppe cutanée qui en reçoit, dans les bains, l'impression immédiate et générale; elle se propage à toute l'économie, change le rhythme de toutes les fonctions, en rétablit l'harmonie » (2).

---

(1) Sauvage, *Mémoire sur les eaux d'Alais* (source Daniel); in *Dictionnaire minéralogique et hydrologique de la France*, par Buchoz, Paris, 1772, t. I, p. 287, et t. II, p. 202 ; voy. aussi Lepecq de la Clôture, *Collection d'observations sur les maladies épidémiques*, Rouen, 1778, t. I, p. 97; Bertherand, *Études sur les eaux minérales de l'Algérie*, Alger, 1858, p. 180 (source des Cèdres) ; Ducoux, *Notice sur les eaux de Cransac*, Paris, 1847, p. 56.

(2) Michel Lévy, *Traité d'hygiène publique et privée*, 4e éd., t. II, p. 156.

Le traitement thermal repose encore sur l'antagonisme de sécrétions qui existe entre les intestins et la peau, dont les fonctions s'accomplissent mal dans la dysenterie chronique, d'où l'indication des étuves et des douches variées, pour retablir la transpiration.

Pendant la campagne d'Égypte, un médecin militaire français, Deplace (1), avait retiré de grands avantages des bains d'eau, de vapeur, avec douches et massage, dans le traitement de la dysenterie : la minéralisation de nos sources ne peut qu'augmenter l'efficacité des différents et ingénieux modes d'application de l'eau.

Nous n'avons pas besoin de preuves pour montrer que le mot entéralgie sert à désigner les états morbides les plus différents, et nous reprenons l'exposé des faits dont nous avons été témoin.

LXIIIe Observation.

« Entérite chronique. » 1862.

L..., caporal d'infanterie (26 ans, tempérament sanguin, constitution bonne).

Juillet 1861, premier séjour à l'hôpital de

(1) Thèse de Paris, 1808, n° 127.

Narbonne (selles formées d'un mélange de sang, d'excréments et de mucus).

22 août 1861 — 22 février 1862, convalescence de six mois, pendant lesquels le malade n'a éprouvé aucune amélioration.

Incapable de faire aucun service, L... est admis pour la seconde fois à l'hôpital, le 7 mars 1862. Il y a gagné une variole (21 mars - 23 avril 1862) pendant la durée de laquelle l'entérite allait infiniment mieux (amélioration qui n'a pas continué), et le 25 mai il a demandé son exeat.

Traitements antérieurs : Sangsues, saignées. Lavements laudanisés et à l'eau de son. Décoction blanche de Sydenham et tisane de sorbier.

Le malade, lors de son arrivée à l'hôpital thermal, a toujours des coliques, deux ou trois selles diarrhéiques glaireuses par jour, accompagnées quelquefois de vives souffrances. Pas de douleur à la pression sur le ventre. Pas de toux, mais transpiration abondante la nuit. Rien à l'auscultation. Sa mère et un oncle maternel sont morts de la poitrine et deux de ses frères toussent. L'appétit est assez bon.

Traitement thermal : 23 bains, 12 douches Tivoli, eau savonneuse en boisson.

L... a eu souvent de l'insomnie pendant la première quinzaine de la cure.

Au moment de son départ, il ne transpire plus la nuit et se trouve très bien; mais il a déjà éprouvé plusieurs rémissions pendant son séjour à Plombières.

Effets consécutifs : Guérison, qui persistait encore le 6 décembre 1863.

LXIVe Observation.

« Entérite chronique, laquelle n'a pas fait de progrès, mais n'a point cédé aux divers moyens mis en usage, » entre autres pilules et lavements de nitrate d'argent.

M..., brigadier de cavalerie (46 ans, tempérament bilioso-sanguin, constitution bonne), était déjà anémique, — il venait de faire un long séjour à l'hôpital et d'y être soumis à un traitement antiphlogistique nécessité par une blessure grave, — lorsqu'il y a neuf mois, à la suite d'une transition brusque de température, l'entérite a débuté par une douleur occupant tout le trajet du côlon et s'irradiant vers les reins. Il a encore quatre ou cinq selles diarrhéiques par jour, et les jambes sont très-faibles.

Pendant la cure, composée de 23 bains, 1 bain de vapeur et 36 verres d'eau minérale, M.., s'est livré à deux graves écarts de régime, suivis chaque fois de redoublement des accidents. Il a fallu suspendre tout traitement hydro-minéral pendant deux jours, l'usage de l'eau à l'intérieur pendant cinq jours et employer la décoction blanche de Sydenham, etc.

Nous constatons à la sortie de l'hôpital thermal: Plus d'anémie, bon appétit. Nombre de selles diminué. Plus de douleurs dans le ventre ni dans les reins. Forces revenues. Amélioration notable.

M..., auquel nous avions accordé un congé de convalescence, n'est pas rentré au régiment.

LXVe Observation.

« Entérite et diarrhée chronique, gastrite chronique et gastralgie, — affection contractée pendant la guerre de Crimée (1855), dont les atteintes ont été fréquentes depuis cette époque, et qui résiste à tous les moyens employés : » eau de riz, pilules d'opium, thériaque, etc.

Lorsque R..., gendarme (31 ans, tempérament lymphatique, constitution bonne), entre dans notre service, il ne souffre pas de l'estomac. Les selles, toujours molles et liquides, sont de temps en temps sanguinolentes (en Crimée on avait diagnostiqué une dysenterie) : le malade se plaint vivement d'une sciatique gauche, manifestation actuelle de névralgies qui ont occupé la tête, les reins, les bras. Anémie.

Traitement thermal :

Bains	26
Douches Tivoli	4
Bains de vapeur.	3

Eau ferrugineuse aux repas.

Nous avons observé plusieurs fois, pendant la cure, une sorte de balancement entre les douleurs névralgiques et les troubles des organes digestifs : amélioration d'un côté, aggravation de l'autre.

Au moment de la sortie de l'hôpital, il y a un mieux notable. La région ombilicale, si douloureuse à l'arrivée du malade, ne l'est plus, à moins qu'on n'exerce une très forte pression. Il ne se ressent pas de sa sciatique aujourd'hui, 15 juin 1864.

R..., est mort à Vannes, le 25 janvier 1866, très probablement de la maladie « de long cours » qui l'avait amené à Plombières.

LXVIe Observation.

« Diarrhée chronique, contractée en Cochinchine, où cet officier vient de faire un séjour de quatre années, et qui a profondément altéré sa constitution. » 1865.

M. F..., officier d'infanterie de marine (26 ans,

tempérament nerveux, constitution bonne), avait déjà eu, pendant la campagne d'Italie (1859), une première dysenterie pour laquelle il avait été traité successivement dans ce pays, à Toulon et dans sa famille, où il avait enfin trouvé la guérison, après dix mois de souffrances.

La seconde dysenterie (1861), qui a duré quatre mois seulement à l'état aigu, était encore caractérisée par l'expulsion de sang pur et de mucus dans les garde-robes, mais au moins le malade n'éprouvait pas de douleurs. Depuis cette époque, la diarrhée a persisté, sans aucune interruption, jusqu'à présent, malgré l'emploi des purgatifs, du tamarin, de l'opium, du sous-nitrate de bismuth, etc., et M. F... a, chaque jour, quatre et cinq selles formées de bouillie jaunâtre. Il est gêné pour respirer après les repas (dyspepsie flatulente). Sujet aux palpitations et à l'essoufflement, ses muqueuses décolorées indiquent une anémie dont l'existence est confirmée par les souffles caractéristiques au cœur et dans les carotides. Pas de toux, ni de transpiration la nuit; rien à l'auscultation et à la percussion des poumons. L'exploration de l'abdomen montre que tous les viscères occupent leur position normale.

Traitement thermal :

Bains.	25
Douches Tivoli	8
Douches en couronne .	7
Étuves en boîte	8
Verres d'eau	17

A la sortie de l'hôpital thermal, les selles du malade, moins fréquentes, sont souvent de consistance normale pendant deux jours de suite. Diminution de l'anémie; forces générales et embonpoint revenus.

Effets consécutifs : « Grande amélioration. Les fonctions digestives sont normales. »

LXVIIe Observation.

« Diarrhée chronique, contractée en Cochinchine. »

Depuis le mois de mai 1864 (époque où il a été atteint de dysenterie) jusqu'à ce jour, 15 août 1865, P..., soldat d'infanterie de marine (26 ans, tempérament bilioso-sanguin, constitution bonne), a toujours eu la diarrhée. En Cochinchine, à Toulon, en convalescence, ou à Rochefort, il n'a fait que passer d'hôpital en hôpital, et a été traité par les pilules de Segond, l'extrait de ratanhia et le sous-nitrate de bismuth.

Actuellement, il se trouve assez bien : quatre ou cinq selles semi-liquides par jour, ne brûlant pas le fondement, mais suivies chacune de douloureux et inutiles efforts de défécation pendant quelques minutes. Appétit normal, digestions bonnes et troublées seulement par des éructations fréquentes. Quelques douleurs dans les jambes, le soir. Face bouffie, essoufflement dès qu'il marche vite. Souffles anémiques. Conjonctives et gencives décolorées. Palpitations de temps en temps.

Traitement thermal :

Bains. 18
Douches en couronne . 6
Verres d'eau 4
Eau ferrugineuse aux repas.

Le malade, quand il nous quitte, est dans l'état suivant : Quelquefois deux, rarement trois selles par jour, plus consistantes et ne déterminant aucune douleur. Les éructations sont les mêmes, le malade est moins bouffi ; les palpitations ont cessé ; l'anémie a diminué. Au résumé, amélioration, surtout dans l'état général.

Nous ignorons les effets consécutifs.

LXVIIIe Observation.

« Diarrhée chronique, anémie, dyspepsie flatulente, gastralgie, affection remontant à une année, contractée au Sénégal et ayant été infructueusement traitée à l'hôpital maritime et à l'infirmerie régimentaire où il a passé quatre mois. »

En 1855, 1856 et 1857, L..., artilleur de la marine (36 ans, tempérament bilioso-sanguin, constitution forte), en garnison à la Guadeloupe, a été sujet à de fréquents accès de fièvre intermittente. Après un séjour en France de trois années, pendant lesquelles il s'est très bien porté, on l'a envoyé au Sénégal : au bout de trois ou quatre mois, nouveaux accès de fièvre intermittente, nouvelles prises de sulfate de quinine, jusqu'à trois grammes par jour. L... avait passé quinze mois au Sénégal, lorsqu'il s'est réembarqué pour la France.

Quelques mois auparavant, à la suite de l'expédition de Rip, la diarrhée et la dyspepsie ont commencé, et après quelques courts intervalles de santé parfaite, L..., entré à l'hôpital de Saint-Louis pour la cinquième fois, n'en est plus sorti que pour monter sur le navire qui devait le ramener en France.

On l'avait traité, pendant cinq mois, par l'eau de riz, les lavements à l'amidon et au laudanum, les pilules d'opium et plusieurs remèdes inconnus.

Pendant la traversée, la diarrhée n'a éprouvé aucune amélioration, la dyspepsie a un peu diminué, mais à terre l'une et l'autre ont résisté aux médications dirigées contre elles, et le malade nous est arrivé dans cet état, le 15 juin 1867 : diarrhée quatre et cinq fois par jour, avec chute de la muqueuse du rectum, et sentiment de cuisson à l'anus. Coliques vives et fréquentes, surtout sous l'influence du froid. Digestions lentes et pénibles suivies de gonflement à l'épigastre, et d'émission de gaz.

Traitement thermal :

Bains.	22
Douches révulsives. . .	15
Bains de vapeur. . . .	4

Eau des Dames refroidie, mêlée avec le vin, aux repas.

Au départ : Selles moulées, le plus souvent une seule, rarement deux par vingt-quatre heures, et sans aucune douleur à l'anus. Plus de chute du rectum ni de coliques, même sous l'influence du froid. Digestions moins lentes et moins pénibles; plus de gaz ni de gonflement épigastrique.

Cette amélioration très remarquable augmenta encore pendant les huit mois qui s'écoulèrent jusqu'à la visite instituée pour enregistrer les effets consécutifs des eaux. Ils sont résumés dans ce seul mot : « guérison. »

LXIXᵉ OBSERVATION.

« Diarrhée chronique, anémie, dyspepsie; affection contractée en Cochinchine, pendant un séjour de cinq ans et demi. Traitée infructueusement par les toniques, le quinquina, le bismuth et les opiacés. » 1867.

L'histoire de C... (artilleur de la marine, 34 ans, tempérament sanguin-bilieux, constitution forte) offre trop d'analogie avec la précédente pour que nous entrions dans plus de détails.

A son arrivée, C... était déjà en voie d'amélioration : le dixième jour la diarrhée avait cessé, et au moment du départ nous enregistrions une guérison complète, qui persistait au 1er mars 1868.

C... avait pris 21 bains, 18 douches Tivoli, 4 bains russes, et bu de l'eau des Dames refroidie, à ses repas, pendant la seconde moitié de la cure.

LXXe OBSERVATION.

« Dysenterie chronique, avec affaiblissement considérable, traitée à l'hôpital du Val-de-Grâce. » 1867.

La maladie s'est déclarée avec une grande violence, dans les premiers jours de mai 1867, à la suite d'un refroidissement. Elle a duré peu de temps à l'état aigu, et, quinze jours après son admission à l'hôpital, V... (garde de Paris, 31 ans, tempérament bilioso-sanguin, constitution forte) était envoyé en convalescence dans son pays.

Arrivée à Plombières : Dyspepsie légère ; constipation opiniâtre, qui a succédé à la dysenterie. Faiblesse considérable des jambes, remontant à la campagne d'Italie, où les fièvres ont obligé V... à entrer plusieurs fois dans les hôpitaux.

Aucun accès périodique depuis la fin de l'année 1860, mais la faiblesse des jambes a persisté, et notablement augmenté depuis la dysenterie.

Traitement thermal :

Bains.	23
Douches Tivoli	19
Étuves	6
Verres d'eau minérale .	85

Eau refroidie aux repas, et eau ferrugineuse.

État du malade à sa sortie de l'hôpital thermal : Guérison.

Six mois après, elle ne s'était pas démentie.

LXXIe OBSERVATION.

« Dysenterie chronique contractée en Chine, et qui, bien qu'améliorée sous l'influence du traitement prescrit, et suivi à l'hôpital de la marine, présente des récidives fréquentes et se perpétue sous forme de diarrhée chronique. » 1863.

M..., matelot (25 ans, tempérament lymphatique, constitution moyenne) attribue sa maladie à un refroidissement brusque (août 1860), il est tombé à la mer ayant très chaud. Malgré les soins dont il a été entouré lors de cet accident, il a été pris d'une fièvre ardente qui a duré sept jours, et immédiatement après de dysenterie (matières sanguinolentes et sang pur rendus par l'anus).

Depuis le mois de juillet 1861, date de la dernière hémorrhagie intestinale, il n'y a plus eu de sang dans les garde-robes, elles se rapprochent davantage de l'entérite glaireuse et souvent une couche de mucus est déposée sur les fèces.

Traitements antérieurs : Sous-nitrate de bismuth; lavements avec l'extrait de ratanhia, le nitrate d'argent; pilules de tannin.

Traitement thermal :

Bains	23
Douches Tivoli	6
Étuves.	8
Verres d'eau.	58

Eau savonneuse aux repas.

M... est resté dix-sept jours consécutifs à l'hôpital thermal sans avoir la diarrhée, alors que depuis le mois d'août 1861 il n'avait jamais passé plus d'une semaine sans en souffrir. A l'issue de la saison, le teint est meilleur, les forces sont revenues, et le malade peut faire de longues promenades.

Nous n'avons pas eu de ses nouvelles.

LXXII° Observation.

« Fièvre intermittente avec dysenterie, affection contractée au Mexique. Cet officier souffre, en outre, d'une névralgie qui est la conséquence d'une plaie par arme à feu dont il a été atteint dans la même expédition. » 1863.

Cette observation nous intéresse au point de vue des deux attaques de dysenterie et de la fièvre intermittente : quant aux névralgies traumatiques, elles ne rentrent pas dans les applications des eaux minérales.

Depuis le mois de mai 1862, M. C... de P...,

officier de marine (33 ans, tempérament sanguin, constitution forte), a souvent la diarrhée et des accès de fièvre intermittente. Pendant la première semaine de son séjour parmi nous, en 1863, il s'est plaint deux fois d'avoir eu la fièvre la nuit.

Nous inscrivons à sa sortie : Plus de diarrhée ni de fièvre intermittente. Les douleurs névralgiques sont toujours les mêmes.

Six mois après, la diarrhée et la fièvre intermittente n'avaient pas reparu ; les douleurs névralgiques, seules, persistaient.

Le traitement thermal s'était composé de 20 bains, 8 douches Tivoli et 25 verres d'eau minérale.

LXXIIIe Observation.

« Engorgement des viscères abdominaux, suite de dysenterie et de diarrhée chronique contractées au Mexique. »

F..., soldat d'infanterie (25 ans, tempérament nerveux, constitution forte), a passé l'année dernière cent jours à l'hôpital, au Mexique, où il a été traité par le sous-nitrate de bismuth, le ratanhia et l'opium.

La filiation de la maladie a été : fièvre intermittente, dysenterie, diarrhée. Celle-ci a fait place depuis quelque temps à la constipation, et F... se présente à nous dans l'état suivant : Anorexie, renvois amers; expulsion de gaz par la bouche et par l'anus. Constipation, ballonnement du ventre, douleurs névralgiques dans les jambes. Forces diminuées.

Après une cure de 16 bains, 5 douches Tivoli, 10 douches écossaises, 8 bains russes, 17 verres d'eau, F... nous a quitté dans de très bonnes conditions : Appétit excellent, plus de renvois ni de gaz. Beaucoup moins de pesanteur à l'épigastre, et les repas ne l'augmentent plus. Constipation disparue. Ventre moins ballonné. Les douleurs névralgiques ont cessé et les forces sont revenues.

Effet consécutif : « Guérison. »

LXXIVe Observation.

« Gastralgie et dyspepsie, affections qui compliquent la convalescence d'une dysenterie chronique contractée en Cochinchine, il y a un an. L'état de ce malade, qui ne me paraît pas susceptible d'amélioration par les traitements suivis à l'hôpital, réclame l'emploi des eaux alcalines. »

B..., soldat d'infanterie de marine (31 ans), est mort dans nos salles victime de son intempérance. Après avoir pris 3 bains et 6 douches

Tivoli en dix jours, il s'est enivré. La dysenterie a de nouveau revêtu la forme aiguë, et tous nos efforts n'ont pu empêcher une terminaison fatale (1866).

LXXVe Observation.

« Entéralgie consécutive à une diarrhée chronique contractée au Mexique, accompagnée de maigreur et de faiblesse générale, affection que les moyens ordinaires de traitement dirigés contre elle (quinquina, infusions toniques, vésicatoires, eau de riz, bismuth, diascordium) n'ont pas améliorée sensiblement. »

R..., soldat d'infanterie (26 ans, tempérament lymphatique, constitution moyenne), qui s'était guéri en France (1859), d'une première dysenterie avec selles sanglantes, en a contracté une seconde au Mexique (mai 1862), et depuis lors il n'a pas cessé d'avoir la diarrhée, avec douleur au niveau du côlon ascendant. L'appétit a toujours été bon. Maigreur et faiblesse générales. Palpitations nerveuses, quelques douleurs névralgiques, notamment à la cuisse droite et aux parois thoraciques.

Traitement thermal :

Bains 21
Douches Tivoli 12
Douches en couronne. . 3
Eau savonneuse aux repas.

État du malade à la sortie de l'hôpital thermal : Forces meilleures, marche facile et longtemps soutenue; la diarrhée a complétement cessé et les douleurs névralgiques ont notablement diminué. Encore quelques palpitations.

Effets consécutifs : « Guérison définitive de la diarrhée; encore quelques douleurs, légères et très rares, dans la cuisse. »

LXXVIe Observation.

« Phlegmasie chronique des intestins, pour laquelle il a dû entrer deux fois à l'hôpital et recevoir ensuite un congé de convalescence. » 1864.

La maladie, qui date de deux ans, a été traitée antérieurement par l'eau de Vichy, l'eau de Seltz, le vin de quinquina et les vésicatoires.

Etat de B... (33 ans, tempérament bilieux, constitution moyenne) à son arrivée à l'hôpital thermal : Lientérie, ayant pour origine une dyspepsie. Appétit toujours bon; forces diminuées.

Traitement thermal :

Bains 24
Douches Tivoli 11
Eau des Dames . . . . . 28 verres.
Eau savonneuse aux repas.

Nous avons observé pendant la cure l'influence considérable de l'état hygrométrique de l'atmosphère sur le nombre des selles.

A la sortie de l'hôpital thermal, amélioration notable, la lientérie n'existe plus, et le malade a recouvré ses forces.

Les effets consécutifs nous sont inconnus.

LXXVIIe Observation.

« Entéralgie chronique et tympanite abdominale. Cet état, qui remonte à environ deux années, a résisté à plusieurs traitements, suivis dans divers hôpitaux (1), et ne paraît lié d'ailleurs à aucune altération organique. »

C..., soldat d'infanterie (24 ans, tempérament lymphatique, contitution mauvaise), arrive à l'hôpital dans l'état suivant : Faiblesse extrême, véritable émaciation. Constipation opiniâtre, succédant à une diarrhée chronique.

Traitement :

Dix bains, 15 douches ascendantes, tisane et vin de quinquina, eau de Bussang, diascordium, strychnine, faradisation, etc.

Les bains tempérés, même très courts, n'ont pas réussi à ce malade, qui, sous l'influence des douches ascendantes, administrées d'abord sous

---

(1) Sulfate de quinine, magnésie, sous-nitrate de bismuth, purgatifs.

notre surveillance, a éprouvé une amélioration notable. Mais bientôt, la paralysie de la tunique musculaire intestinale a reparu et presque continuellement augmenté, malgré la strychnine, l'électricité, etc. La compression exercée par tout le canal digestif (l'œsophage excepté), tympanisé, a refoulé en haut le foie, les poumons et le cœur, d'où anxiété et gêne dans la respiration. La pression de la vessie contre le pubis a produit la dysurie, la compression des iliaques internes, un œdème considérable des membres inférieurs. Depuis quelque temps déjà les aliments et les liquides semblaient franchir difficilement le cardia, et le malade s'est éteint, épuisé surtout par une diarrhée colliquative rebelle aux moyens ordinaires et dont l'existence, presque constante pendant la seconde moitié du séjour à l'hôpital, nous avait empêché d'employer les purgatifs.

LXXVIIIe Observation.

« Entéralgie. Cette affection, datant de deux ans, s'accompagne d'une constipation opiniâtre. Elle a été traitée sans succès, à différentes reprises, par les purgatifs, les narcotiques, les antispasmodiques, etc. »

La maladie a commencé, en janvier 1865, par une courbature et une lassitude générales, qui, après avoir duré deux mois, ont été suivies de coliques très vives avec constipation. Ces coliques n'ont jamais laissé le malade tranquille pendant une journée entière. Le décubitus dorsal, seul, le soulage. Après chaque purgatif, recrudescence de douleur dès le lendemain.

A son arrivée à Plombières (1867), M. T..., vétérinaire (tempérament sanguin-bilieux, constitution forte), accuse des douleurs, la nuit, dans les décubitus latéraux, surtout le gauche. La palpation et la percussion de l'abdomen déterminent une vive souffrance, et font constater un engorgement profond des ganglions mésentériques. La digestion s'accompagne de douleur, immédiatement après les repas. Constipation habituelle.

La cure se compose de 25 bains, 6 douches en couronne, 10 douches ascendantes, 5 bains russes, et nous constatons, au moment du départ, une légère amélioration dans les digestions, et les douleurs abdominales, qui sont moins intenses. Pour le reste, aucun changement.

Nous avons appris cet été (1868) que M. T... ne peut pas davantage se coucher sur le côté, et, d'après le conseil de plusieurs médecins de Toulouse, il a dû se rendre aux eaux de Bourbonne.

LXXIXe Observation.

D..., maître charpentier des constructions navales (54 ans, tempérament nerveux, constitution bonne), est un des rares malades qui ont été favorisés de trois envois à Plombières.

Premier séjour, 1863 : « Névralgies rhumatismales erratiques, très anciennes, que les moyens ordinaires de traitement n'ont aucunement améliorées. »

Ces douleurs datent de quinze ans environ; elles ont commencé par le bras droit : une poudre blanche, inconnue, les en a chassées instantanément pour dix mois. La seconde manifestation, qui a eu lieu sur le même bras et sur la paroi thoracique voisine, a résisté à la poudre merveilleuse, mais cédé à un emplâtre.

Après des alternatives de santé et de souffrances, de durée variable, en grande partie soumises à la température, et surtout à la direction des vents, M. D... a ressenti ses douleurs par tout le corps, mais jamais dans un viscère.

État actuel : Appétit bon. Constipation fréquente. Pas d'anémie, malgré la diminution des forces. Fatigue intellectuelle. Le malade a éprouvé de grands chagrins.

Traitement thermal :

Bains	22
Bains de jambes	3
Bains de vapeur.	7
Douches Tivoli	4
Douches ascendantes . .	2

Eau ferrugineuse, en boisson.

A la sortie de l'hôpital thermal : Constipation diminuée. Forces générales revenues entièrement. Les douleurs erratiques semblent fixées sur la paroi antérieure de la poitrine et de l'abdomen.

Effets consécutifs : « Amélioration persistante. »

Second séjour à Plombières, 1864 : « Entéralgie chronique, affection qui a été sensiblement améliorée par un premier traitement à Plombières, mais qui a reparu l'année dernière. »

M. D... n'a pas interrompu, une seule fois, son service depuis les eaux. Il y a deux mois, quelques douleurs névralgiques au bras et à l'avant-bras droit. Constipation.

Traitement thermal :

Bains.	21
Douches ascendantes. .	7
Bains de vapeur. . . .	5
Verres d'eau minérale .	74

Ce malade a encore accusé, pendant la saison, quelques douleurs névralgiques, mais bien légères. La constipation a disparu. Amélioration très notable.

Troisième cure, 1866 : « Entéralgie chronique avec constipation opiniâtre, qui ont résisté à tous les moyens employés et qui ont nécessité son envoi aux eaux en 1863 et 1864. »

Depuis la cure de 1864, M. D... s'est trouvé très bien; la constipation même avait disparu jusqu'à l'hiver dernier. Les gros temps et les vents d'ouest, de sud-ouest et de nord-ouest, à l'influence desquels il n'était plus soumis, lui amènent de nouveau la constipation et les douleurs de névralgie externe et viscérale. Il combat la constipation avec la graine de moutarde blanche; quant aux douleurs, elles ne sont pas assez vives pour réclamer des calmants, et passent seules quand le temps devient beau.

C'est assez dire que M. D... n'est pas très malade, et nous avons cru pouvoir compter, sinon sur une guérison ultérieure, probable, au moins sur un nouvelle période de santé parfaite.

Cet espoir ne n'est pas réalisé, témoin l'indication des effets consécutifs : « L'amélioration s'est maintenue, mais la guérison n'est pas complète.

Les douleurs reparaissent de temps en temps et la constipation persiste. »

Ce chapitre est celui qui renferme les effets consécutifs les plus opposés, nous ne comptons presque que des succès et des revers. En effet, sur dix-sept malades ou plus exactement sur treize, puisque nous n'avons pas reçu de nouvelles de quatre d'entre eux (observ. LXIV, LXVII, LXXI, LXXVI), on a trouvé :

Sept guérisons (observ. LXIII, LXVIII, LXIX, LXX, LXXII, LXXIII, LXXV);

Trois morts, dont deux ont eu lieu (1) dans nos salles ;

Une amélioration (observ. LXVI) qui pourrait passer pour une guérison,

Une autre (observ. LXXIX) moins complète,

Et enfin un état stationnaire (observ. LXXVIII).

Ajoutons enfin que les quatre malades sur lesquels il ne nous est parvenu aucun renseignement ultérieur, étaient partis dans un état de santé assez satisfaisant pour nous faire espérer un bon résultat définitif.

Tels sont les documents que nous apportons

(1) Voy. Introd., p. IX.

avec l'espoir d'aider à combler une lacune signalée en ces termes par les auteurs du *Dictionnaire général des Eaux minérales* : « Une notoriété incontestable est attachée aux eaux de Plombières, relativement au traitement des maladies de l'intestin. Mais les auteurs qui ont écrit, en grand nombre, sur cette station thermale ont négligé complétement de nous éclairer au sujet d'une partie aussi importante de la pratique qui s'y fait » (1).

Nous verrons encore plusieurs autres exemples d'affections intestinales chez des militaires ayant souffert aussi du foie, des tissus fibreux ou musculaires, des organes de la respiration.

Ces cas complexes nous ont paru mieux placés dans les chapitres suivants.

(1) Paris, 1860, t. Ier, p. 636.

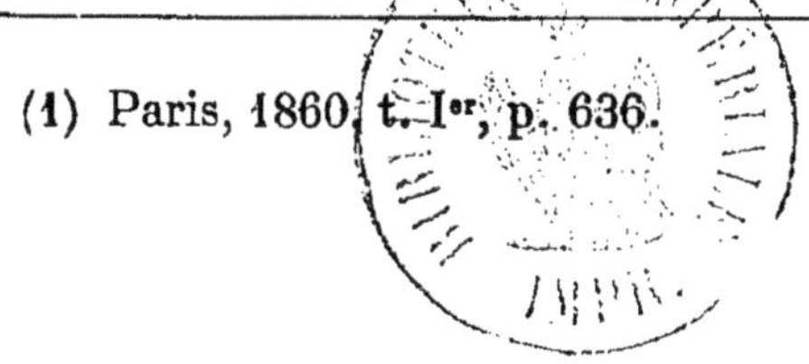

Une circonstance, indépendante de notre volonté, nous oblige à suspendre l'impression de ce volume. Il nous reste à nous occuper des maladies du foie, des maladies du tube digestif et de ses annexes chez les rhumatisants et chez les personnes dont la poitrine est délicate. Ces différents sujets sont traités dans trois chapitres distincts, qui forment la seconde et dernière partie de l'ouvrage, et qui paraîtront très prochainement.

www.ingramcontent.com/pod-product-compliance
Ingram Content Group UK Ltd.
Pitfield, Milton Keynes, MK11 3LW, UK
UKHW020143220726
13923UKWH00001B/345